浙江省皮肤病防治研究所　组织编写

浙江省性病
防治工作指导手册

主　审　姚　强　严丽英
主　编　桑旭东　吴李梅
副主编　费丽娟　沈云良　孔文明
编　者（按姓氏笔画排序）
　　　　于小兵　王燕敏　孔文明　杜　娜
　　　　吴李梅　沈云良　林　峰　竺　璐
　　　　胡丽华　费丽娟　桑旭东　黄　佳
　　　　曾凡荣

人民卫生出版社
·北　京·

图书在版编目（CIP）数据

浙江省性病防治工作指导手册 / 桑旭东，吴李梅主编 .
—北京：人民卫生出版社，2021. 3
ISBN 978-7-117-31207-3

Ⅰ.①浙⋯　Ⅱ.①桑⋯ ②吴⋯　Ⅲ.①性病 - 防治 - 手册
Ⅳ.①R759-62

中国版本图书馆 CIP 数据核字（2021）第 040744 号

人卫智网	www.ipmph.com	医学教育、学术、考试、健康，
		购书智慧智能综合服务平台
人卫官网	www.pmph.com	人卫官方资讯发布平台

浙江省性病防治工作指导手册
Zhejiangsheng Xingbing Fangzhi Gongzuo Zhidao Shouce

主　　编：桑旭东　　吴李梅
出版发行：人民卫生出版社（中继线 010-59780011）
地　　址：北京市朝阳区潘家园南里 19 号
邮　　编：100021
E - mail：pmph @ pmph.com
购书热线：010-59787592　010-59787584　010-65264830
印　　刷：三河市博文印刷有限公司
经　　销：新华书店
开　　本：710 × 1000　1/16　　印张：10
字　　数：169 千字
版　　次：2021 年 3 月第 1 版
印　　次：2021 年 4 月第 1 次印刷
标准书号：ISBN 978-7-117-31207-3
定　　价：30.00 元

打击盗版举报电话：**010-59787491**　E-mail：**WQ @ pmph.com**
质量问题联系电话：**010-59787234**　E-mail：**zhiliang @ pmph.com**

　　自 20 世纪 70 年代末性病在我国死灰复燃以来,性病的流行已经成为我国重要的公共卫生问题之一。性病的流行不仅带来严重的疾病负担,而且将会加速我国艾滋病的流行。

　　浙江省是我国性病流行的重点地区之一,曾出现梅毒等性病疫情逐年上升和居高不下,梅毒和淋病报告发病率位于法定报告传染病前列的情况。自 20 世纪 80 年代中期以来,浙江省各地在卫生行政部门的领导下,针对性病流行形势和防治工作需要,充分利用疾病预防控制和皮肤性病防治体系,持续开展了一系列包括疫情监测管理、临床规范服务、宣传干预与健康教育,以及针对临床诊疗、疾病预防、实验室检测人员培训等内容的性病防治工作。此外,浙江省在全省范围内开展了性病规范化诊疗服务试点工作,积累了大量成功经验,不仅为本省有效控制性病的流行发挥了重要作用,而且为全国提供了可以借鉴的成功防治模式和机制。

　　本书作为性病防治工作指导手册,从工作管理、防治服务、督导评估和人员培训等方面全面介绍了性病防治工作的规范,对性病防治工作的实施具有重要的指导作用,适用于浙江省各级性病预防控制机构(疾病预防控制中心、性病防治专业机构)和各级各类医疗卫生机构。

　　本手册的内容虽然主要针对浙江省性病防治工作,但对全国其他地区同样有重要的借鉴作用。

　　回顾过去,展望未来,浙江省的性病防治工作成就显著,但任重道远。希望浙江省继续在卫生行政部门的大力支持和广大性病防治工作者的共同努力下再创辉煌。

2020 年 10 月

目　录

第一章

概　述

一、基本概念

性传播疾病（sexually transmitted diseases，STD）简称性病，是指以性接触为主要传播途径的一组传染性疾病。目前浙江省主要监测的性病病种为梅毒、淋病、生殖道沙眼衣原体感染、尖锐湿疣和生殖器疱疹。

性病规范化诊疗服务是指性病诊疗机构根据《性病防治管理办法》以及相关政策和文件规定，按要求提供规范、合法、有序的性病诊疗服务。

性病诊疗机构是指所有涉及性病患者体检、筛查、诊断和治疗的各级各类医疗机构。

二、浙江省性病流行概况

自 20 世纪 70 年代末性病在我国死灰复燃以来，性病发病率呈逐年上升趋势，尤其是梅毒疫情居高不下，已成为严重的公共卫生问题。浙江省自 20 世纪 90 年代以来性病发病率亦居高不下。

浙江省 2004 年开始实行传染病网络直报，性病监测病种为梅毒、淋病、非淋菌性尿道炎、尖锐湿疣和生殖器疱疹；2008 年报告病种有所调整，原来的非淋菌性尿道炎改为生殖道沙眼衣原体感染。数据显示浙江省梅毒疫情总体呈下降趋势，淋病病例报告数先下降后上升，近两年下降较明显（图 1-1）。

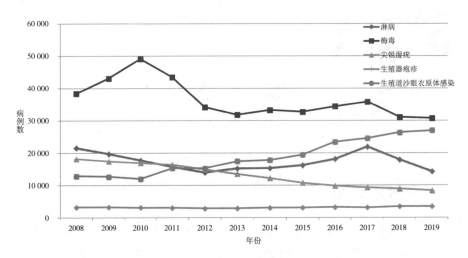

图 1-1　2008—2019 年浙江省性病流行趋势

第二章

性病防治网络及工作职责

一、防治网络

性病防治网络涵盖全省各级各类性病预防控制机构及各级各类医疗卫生机构。

二、工作职责

（一）疾病预防控制机构职责

疾病预防控制机构的职责主要包括：协助卫生健康部门制定本行政区域性病防治工作计划，开展性病监测、流行病学调查、疫情分析及管理、培训、实验室检测质量管理技术指导和督导等工作；加强对辖区网络直报性病病例信息的审核和质量控制，每年至少两次对辖区内性病诊疗机构报告的质量进行调查或工作督导；撰写并及时上报季度和年度性病疫情分析及防治工作总结；开展针对市级或县（市、区）级疾病预防控制中心（简称疾控中心）和医疗机构的性病防治、临床诊疗和实验室检测人员的培训工作，定期组织对辖区内从事性病诊疗和防控工作的相关医务人员进行岗前培训和复训；及时做好全国性病防治管理信息系统中各模块数据的填报工作，对本级及下级信息管理员进行管理；针对不同目标人群开展各种形式的健康教育和干预活动。各试点县（市、区）按要求开展规范化诊疗服务建设，指导辖区内性病诊疗机构制订性病诊疗服务的相关工作制度，并定期开展医疗服务质量督查。

（二）医疗机构职责

医疗机构开展性病诊疗业务应当依法取得与性传播疾病诊疗相关的诊疗科目，确定相应科室，并应当同时具备以下条件：①有专门的性传播疾病门诊作为性病患者的就诊科室；②具有依法取得执业医师资格并经性病诊疗培训考核合格的人员；③具备性病诊断、治疗、消毒灭菌所必需的设备、设施及药品等；④性病实验室配置符合要求的仪器设备、诊断试剂，能够开展常规性病检测项目。未经批准，任何单位和个人不得从事性病诊断和治疗活动。

1. 具备性病诊疗资质的医疗机构 具备性病诊疗资质的医疗机构，应确定相应科室，按要求提供性病诊疗服务：根据性病诊断标准和技术规范对性病患者或疑似患者进行诊断和治疗、梅毒和 HIV 抗体的筛查、性伴通知，提供健康教育和咨询服务，并按照规定随访和报告疫情；规范性病实验室检测工作，开展性病实验室检测质量控制，参加相关室间质量评价活动；协助卫生行政部门开展性病诊疗业务培训，组织参加培训，并开展院内培训；协助疾病预防控制机构开展性病疫情调查和其他工作；开展性病防治知识宣传、健康教育和咨询服务，协助疾病预防控制机构开展综合干预和外展服务；完善院内转会诊制度（不具备性病诊疗资质的科室，应当及时转诊至具备性病诊疗资质的科室，或邀请相关科室进行会诊）。

2. 不具备性病诊疗资质的医疗机构 不具备性病诊疗资质的医疗机构，要制定具有可操作性的性病转诊和会诊制度、详细流程，明确相关科室与医生的职责和分工，保证转诊到位；协助卫生行政部门开展性病诊疗业务培训，组织参加培训，开展院内培训，了解性病诊疗及相关知识；协助疾病预防控制机构开展性病疫情调查和其他工作；开展性病防治知识宣传、健康教育和咨询服务，协助疾病预防控制机构开展综合干预和外展服务。

3. 妇幼保健机构职责 开展孕产妇的梅毒筛查和治疗：第一次产前检查即应当对孕产妇进行梅毒检测，早期发现并进行规范治疗。对孕产妇梅毒患者所生婴儿进行梅毒实验室检测和综合评估，给予必要的预防性治疗或按要求定期随访，符合胎传梅毒诊断标准和报告要求的，及时进行病例上报，并进行个案调查；同时，提供胎传梅毒（先天梅毒）防治的健康教育和咨询服务。不具备诊疗条件的妇幼保健机构应建立转诊制度，将梅毒检测阳性的孕产妇及婴儿转诊至具备条件的医疗卫生机构进行规范的诊断和治疗。

第三章

性病的诊断与推荐治疗方案

一、梅毒的诊断与推荐治疗方案

（一）诊断

梅毒的诊断参见中华人民共和国卫生行业标准 WS 273—2018 "梅毒诊断"（附录4）。

（二）推荐治疗方案

对于梅毒患者,应及时发现,及早给予规则而足量的治疗,治疗后随访足够时间,并对所有性伴同时进行检查和治疗。有资料显示,早期梅毒未经治疗者中有 25% 发生严重损害,而接受不适当治疗者中则有 35%~40% 发生严重损害,比未经治疗者结果更差,说明不规则治疗可增多复发及促使晚期损害提前发生。

1. 早期梅毒（包括一期、二期及病期在 2 年以内的潜伏梅毒）

推荐方案:苄星青霉素 240 万 U,分为二侧臀部肌内注射,每周 1 次,共 1~2 次;或普鲁卡因青霉素 80 万 U/d,肌内注射,连续 15d。

替代方案:头孢曲松 0.5~1g,1 次 /d,肌内注射或静脉给药,连续 10d。

对青霉素过敏者,用多西环素 100mg,2 次 /d,连服 15d。

2. 晚期梅毒（三期皮肤、黏膜、骨骼梅毒,晚期隐性梅毒或不能确定病期的隐性梅毒）及二期复发梅毒

推荐方案:苄星青霉素 240 万 U,分为二侧臀部肌内注射,每周 1 次,共 3 次;或普鲁卡因青霉素 80 万 U/d,肌内注射,1 次 /d,连续 20d 为一个疗程,也可考虑给第二疗程,疗程间停药 2 周。

对青霉素过敏者,用多西环素 100mg,2 次 /d,连服 30d。

3. 心血管梅毒

推荐方案:如有心力衰竭,首先治疗心力衰竭,待心功能可代偿时,可注

射青霉素。但注意,青霉素从小剂量开始,以避免发生吉海反应,造成病情加剧或死亡。青霉素第 1 日 10 万 U,1 次,肌内注射。第 2 日每次 10 万 U,共 2 次,肌内注射,第 3 日每次 20 万 U,共 2 次,肌内注射,自第 4 日起按下列方案治疗:普鲁卡因青霉素每日 80 万 U,肌内注射,连续 20d 为一个疗程,共两个疗程(或更多),疗程间停药 2 周;或苄星青霉素 240 万 U,分为二侧臀部肌内注射,每周 1 次,共 3 次。

对于所有心血管梅毒,均需排除神经梅毒,合并神经梅毒的心血管梅毒必须按神经梅毒治疗。

对青霉素过敏者用多西环素 100mg,2 次 /d,连服 30d。

4. 神经梅毒、眼梅毒、耳梅毒

推荐方案:青霉素 1 800 万 ~2 400 万 U,静脉滴注(300 万~400 万 U,1 次 /4h),连续 10~14d;必要时,继以苄星青霉素,每周 240 万 U,肌内注射,共 3 次。或普鲁卡因青霉素 240 万 U/d,1 次,肌内注射,同时口服丙磺舒,每次 0.5g,4 次 /d,共 10~14d;必要时,继以苄星青霉素,每周 240 万 U,肌内注射,共 3 次。

替代方案:头孢曲松 2g,1 次 /d,静脉给药,连续 10~14d。

对青霉素过敏者,用多西环素 100mg,2 次 /d,连服 30d。

5. 妊娠梅毒

推荐方案:普鲁卡因青霉素,80 万 U/d,肌内注射,连续 15d。或苄星青霉素 240 万 U,分为二侧臀部肌内注射,每周 1 次,共 3 次。

替代方案:对青霉素过敏者,用红霉素治疗(禁用四环素)。服法及剂量与非妊娠患者相同(红霉素 500mg,4 次 /d,早期梅毒连服 15d,晚期梅毒和不明病期梅毒连服 30d)。但因红霉素不能通过胎盘,其所生婴儿应该用青霉素再治疗。上述方案在妊娠最初 3 个月内应用 1 个疗程,妊娠末 3 个月应用 1 个疗程。

6. 胎传梅毒

(1)早期胎传梅毒(2 岁以内)

1)脑脊液异常者:青霉素,10 万 ~15 万 U/(kg·d),静脉给药(出生后 7d 以内的新生儿,每次 5 万 U/kg,1 次 /12h;出生后 7d 以上的婴儿,1 次 /8h),疗程 10~14d。或普鲁卡因青霉素,5 万 U/(kg·d),肌内注射,1 次 /d,疗程 10~14d。

2)脑脊液正常者:苄星青霉素,5 万 U/kg,1 次,分为二侧臀部肌内注射。

无条件检查脑脊液者,可按脑脊液异常者治疗。

（2）晚期胎传梅毒（2岁以上）

推荐方案：普鲁卡因青霉素5万U/(kg·d)，肌内注射，连续10d为1个疗程（较大儿童的青霉素用量，不应超过成年同期患者的治疗量）。

替代方案：对青霉素过敏者，目前尚无最佳替代治疗方案，可在无头孢曲松过敏史的情况下选用头孢曲松（如头孢曲松250mg，1次/d，肌内注射，连续10~14d），但要注意与青霉素可能的交叉过敏反应。8岁以下儿童禁用四环素。

二、淋病的诊断与推荐治疗方案

（一）诊断

淋病的诊断参见中华人民共和国卫生行业标准WS 268—2019"淋病诊断"（附录5）。

（二）推荐治疗方案

对于淋病患者，在遵循及时、足量、规则用药的治疗原则基础上，严格执行判愈和疗后随访制度，并应对性伴同时进行检查和治疗。

临床上，往往根据淋病不同病情采用相应的治疗方案。当一种抗生素的耐药率超过5%时，就不应再将其作为首选药物。在我国，淋球菌对青霉素、四环素、喹诺酮类抗生素的耐药性远远大于5%，但各地区的实际情况有很大差异。同时，应注意多重病原体感染，一般应同时用抗沙眼衣原体的药物或常规检测有无沙眼衣原体感染，也应做梅毒血清学检测以及HIV咨询与检测。

1. 无并发症淋病

推荐方案：头孢曲松1g，1次，肌内注射或静脉给药；或大观霉素2g（宫颈炎4g），1次，肌内注射；不能排除沙眼衣原体感染者，加用抗沙眼衣原体感染药物。

替代方案：头孢噻肟1g，1次，肌内注射；或其他第三代头孢菌素类（如已证明疗效较好，亦可选作替代药物）。如果不能排除沙眼衣原体感染，加用抗沙眼衣原体感染药物。

儿童淋病：体重≥45kg者，按成人方案治疗。体重<45kg者，按以下方案治疗。推荐方案：头孢曲松25~50mg/kg（最大不超过成人剂量），1次，肌内注射；或大观霉素40mg/kg（最大剂量2g），1次，肌内注射。如果不能排除衣

原体感染,加用抗沙眼衣原体感染药物。

2. 有并发症淋病

(1)淋菌性附睾炎、前列腺炎、精囊炎

推荐方案:头孢曲松 1g,1 次 /d,肌内注射或静脉给药,共 10d;或大观霉素 2g,1 次 /d,肌内注射,共 10d。如果不能排除衣原体感染,加抗沙眼衣原体感染药物。

替代方案:头孢噻肟 1g,1 次 /d,肌内注射,共 10d。如果不能排除沙眼衣原体感染,加用抗沙眼衣原体感染药物。

(2)淋菌性盆腔炎

门诊治疗推荐方案:头孢曲松 1g,1 次 /d,肌内注射或静脉给药,共 10d;加多西环素 100mg,2 次 /d,口服,共 14d;加甲硝唑 400mg,2 次 /d,口服,共 14d。

住院治疗推荐方案 A:头孢曲松 1g,1 次 /d,肌内注射或静脉给药;或头孢替坦 2g,1 次 /12h,静脉滴注;加多西环素 100mg,1 次 /12h,静脉滴注或口服。注意:如果患者能够耐受,多西环素尽可能口服。在患者情况允许的情况下,头孢替坦或头孢西丁的治疗不应短于 1 周。对治疗 72h 内临床症状改善者,在治疗 1 周时酌情考虑停止肠道外治疗,并继以口服多西环素 100mg,2 次 /d,加甲硝唑 500mg,2 次 /d,口服,总疗程 14d。

住院治疗推荐方案 B:克林霉素 900mg,1 次 /8h,静脉滴注,加庆大霉素负荷量(2mg/kg),静脉滴注或肌内注射,随后给予维持量(1.5mg/kg),1 次 /8h。庆大霉素也可 1 次 /d 给药。注意:患者临床症状改善后 24h 可停止肠道外治疗,继以口服多西环素 100mg,2 次 /d;或克林霉素 450mg,4 次 /d,连续 14d 为 1 个疗程。多西环素静脉给药疼痛明显,与口服途径相比没有任何优越性。孕期或哺乳期妇女禁用四环素、多西环素。妊娠前 3 个月内应避免使用甲硝唑。

(3)其他部位淋病

1)淋菌性眼结膜炎推荐方案

新生儿:头孢曲松 25~50mg/kg(总量不超过 125mg),1 次 /d,静脉或肌内注射,连续 3d。

儿童:体重 ≥ 45kg 者按成人方案治疗。体重 < 45kg 的儿童,头孢曲松 50mg/kg(最大剂量 1g),1 次 /d,肌内注射或静脉注射,共 3d。

成人:头孢曲松 1g,1 次,肌内注射。或大观霉素 2g,1 次 /d,肌内注射,共 3d。

注意：应同时应用生理氯化钠溶液冲洗眼部，1 次 /h。新生儿不宜应用大观霉素。新生儿的母亲应进行检查，如患有淋病，同时治疗。新生儿应住院治疗，并检查有无播散性感染。

2）淋菌性咽炎推荐方案：头孢曲松 1g，1 次，肌内注射或静脉给药；或头孢噻肟 1g，1 次，肌内注射。如果不能排除衣原体感染，加用抗沙眼衣原体感染药物。

注意：大观霉素对淋菌性咽炎的疗效欠佳，不推荐使用。

（4）播散性淋病

1）新生儿播散性淋病：头孢曲松 25~50mg/kg，1 次 /d，静脉滴注或肌内注射，共 7~10d。如有脑膜炎，疗程为 14d。

2）儿童播散性淋病：体重 ≥ 45kg 者按成人方案治疗。体重 < 45kg 的儿童按如下方案治疗：

淋菌性关节炎：头孢曲松 50mg/kg，1 次 /d，肌内注射或静脉滴注，共 7~10d。

脑膜炎或心内膜炎：头孢曲松 25mg/kg，2 次 /d，肌内注射或静脉滴注，共 14d（脑膜炎）或 28d（心内膜炎）。

3）成人播散性淋病：推荐住院治疗。需检查有无心内膜炎或脑膜炎。如果不能排除衣原体感染，加用抗沙眼衣原体感染药物。

推荐方案：头孢曲松 1g，1 次 /d，肌内注射或静脉滴注，共 ≥ 10d。

替代方案：大观霉素 2g，2 次 /d，肌内注射，共 ≥ 10d。

淋菌性关节炎患者，除髋关节外，不宜施行开放性引流，但可以反复抽吸，禁止关节腔内注射抗生素。淋菌性脑膜炎疗程约 2 周，心内膜炎疗程 >4 周。

（5）妊娠期感染：头孢曲松 250mg，1 次，肌内注射；或大观霉素 4g，1 次，肌内注射。如果不能排除衣原体感染，加用抗沙眼衣原体感染药物。禁用四环素类和喹诺酮类药物。

三、生殖器疱疹的诊断与推荐治疗方案

（一）诊断

生殖器疱疹的诊断参见中华人民共和国卫生行业标准 WS 236—2017"生殖器疱疹诊断"（附录 6）。

（二）推荐治疗方案

1. 初发生殖器疱疹

推荐方案：阿昔洛韦 200mg，5 次 /d，口服，共 7~10d；或阿昔洛韦 400mg，3 次 /d，口服，共 7~10d；或伐昔洛韦 500mg，2 次 /d，口服，共 7~10d；或泛昔洛韦 250mg，3 次 /d，口服，共 7~10d。

2. 复发性生殖器疱疹间歇疗法

推荐方案：阿昔洛韦 200mg，5 次 /d，口服，共 5d；或阿昔洛韦 400mg，3 次 /d，口服，共 5d；或伐昔洛韦 500mg，2 次 /d，口服，共 5d；或泛昔洛韦 125~250mg，3 次 /d，口服，共 5d。

频繁复发（每年 ≥ 6 次）者采取抑制疗法：阿昔洛韦 400mg，2 次 /d，口服；或伐昔洛韦 500mg，1 次 /d，口服；或泛昔洛韦 250mg，2 次 /d，口服。需长期持续给药，疗程一般为 4~12 个月。

四、生殖道沙眼衣原体感染的诊断与推荐治疗方案

（一）诊断

生殖道沙眼衣原体感染的诊断参见中华人民共和国卫生行业标准 WS 513—2016"生殖道沙眼衣原体感染诊断"（附录 7）。

（二）推荐治疗方案

成人推荐治疗方案：阿奇霉素第 1 日 1g，以后 0.5g/d，共 3d；或多西环素 100mg，2 次 /d，共 10~14d。

替代方案：米诺环素 100mg，2 次 /d，共 10~14d；或四环素 500mg，4 次 /d，共 2~3 周；或红霉素碱 500mg，4 次 /d，共 10~14d；或罗红霉素 150mg，2 次 /d，共 10~14d；或克拉霉素 250mg，2 次 /d，共 10~14d；或氧氟沙星 300mg，2 次 /d，共 10d；或左氧氟沙星 500mg，1 次 /d，共 10d；或司帕沙星 200mg，1 次 /d，共 10d；或莫西沙星 400mg，1 次 /d，共 7d。

五、尖锐湿疣的诊断与推荐治疗方案

（一）诊断

尖锐湿疣的诊断参见中华人民共和国卫生行业标准 WS 235—2016"尖锐湿疣诊断"（附录 8）。

（二）推荐治疗方案

1. 推荐方案

0.5% 鬼臼毒素（足叶草酯毒素）酊（或 0.15% 鬼臼毒素霜）2 次 /d，外用，连续 3d，随后，停药 4d，7d 为一个疗程。如有必要，可重复治疗达 3 个疗程；或 5% 咪喹莫特霜，涂药于疣体上，1 次 /2d，晚间用药，每周 3 次，用药 10h 后，以肥皂和水清洗用药部位，最长可用至 16 周。

2. 医院内应用方案

（1）推荐方案：二氧化碳激光，或液氮冷冻，或高频电治疗，或微波治疗，或光动力治疗。

（2）替代方案：80%~90% 三氯醋酸或二氯醋酸，1 次，外用。必要时隔 1~2 周重复 1 次，最多 6 次；或外科手术切除。

第四章

性病规范化诊疗服务

一、工作要求

（一）规范化诊疗

1. 实行首诊医师负责制，建立性病门诊日志，对有可能感染性病或具有性病可疑症状、体征的就诊者应当及时进行相关性病检查。

2. 按照安全、有效、经济、方便的原则提供性病治疗服务，优先使用基本药物，并公示诊疗及检验服务、药品等价格，按照有关规定收费。

3. 医务人员按照国家卫生行政部门发布的性病诊断标准及相关规范要求，采集完整病史，进行体格检查、临床检验和诊断治疗。准确填报传染病报告卡报告疫情，做好主动随访、追踪管理、性伴通知、安全套推广及发放干预包等综合预防服务工作，并予以记录。

4. 开展性病规范化诊疗服务并提供孕产期保健和助产服务的医疗机构，应当按照国家推荐方案及时为感染梅毒的孕产妇提供治疗，并为其婴幼儿提供必要的预防性治疗、随访、梅毒相关检测服务等。对确诊的胎传梅毒患儿根据国家推荐治疗方案给予治疗或转诊。

5. 性病诊疗机构实验室应具备开展性病病原体检测的能力，制定相应的规章制度和标准操作规程，按规范进行检测和报告，并参加性病实验室室间质量评价活动。

（二）性病疫情管理

1. 性病诊疗机构是性病疫情责任报告单位。性病诊断应当结合流行病学史、临床表现和实验室检验结果。做出性病诊断的具有性病诊疗资质的医务人员是性病疫情报告责任人。

2. 性病诊疗机构应当建立健全性病疫情登记和报告制度。按照规定报告性病疫情，不得泄露涉及性病患者个人隐私的有关信息和资料，不得隐瞒、谎报、缓报、误报疫情，并做好5种性病的资料汇总和数据分析等工作。

3. 性病诊疗机构每个月进行一次疫情漏报、重报自查和报告卡质量分析。同时要协助疾病预防控制机构开展性病疫情漏报调查、重报调查以及性病诊断符合率调查、流行病学调查等工作。

（三）宣传教育和干预

1. 积极开展大众和就诊人群性病防治知识健康教育，为性病门诊就诊者提供健康教育处方或针对性宣传资料。候诊区要张贴性病相关健康教育宣传画或有宣传栏。诊室或候诊区备有性病健康教育处方、性伴通知卡、安全套及使用方法演示图。推广使用全国性病防控新媒体健康传播与服务平台，创新健康教育模式。

2. 加强对性病患者的追踪治疗和随访，进行复查和判愈，并做好记录。随访的次数、频率、时间长短等应根据不同的感染情况而定。对出现性病并发症的患者，应进行密切随访，直到康复。

3. 开展妇幼保健和助产服务的性病诊疗机构，应对孕产妇进行梅毒筛查检测、咨询、必要的诊疗或转诊服务，预防胎传梅毒的发生。

4. 基层医疗卫生机构和开展性病防治工作的社会组织，应当在当地卫生行政部门的统一规划和疾病预防控制机构的指导下，对有易感染性病高危行为的人群开展性病知识宣传，并提供咨询和综合干预等服务。

（四）人员培训

1. 医务人员开展性病规范化诊疗服务，应当依法取得执业资格，并按要求取得岗位培训证。

2. 从事性病疫情管理、临床诊疗和实验室检测的专业人员要进行上岗前培训，且应当每3年接受一次在岗复训，并参加考核。

3. 性病诊疗机构每年应当组织院内各相关科室的医务人员开展性病防治知识业务培训。

二、规范化诊疗服务流程

（一）规范化诊疗的步骤

医疗机构在接诊性病患者时，应按照以下流程提供规范化服务。

1. 询问病史　病史内容包括一般情况、主诉和现病史、既往史及性行为史等。

2. 体格检查　检查需在隐秘处、良好光线下进行。应按照规范的流程逐步操作，除检查生殖器部位外，也应认真检查全身其他处皮肤、黏膜，尤其是怀疑感染梅毒时，更应该做全面的检查。在有性病实验室支持的医疗机构，对于女性就诊者可在检查时取样，也可在检查后取样。男性医生检查女性就诊者时，应有女性医务人员在场。

3. 实验室检查　应根据就诊者的病史和体检结果，选择合适的实验室检测项目和方法，并动员所有的就诊者进行人类免疫缺陷病毒（human immunodeficiency virus，HIV）和梅毒的血清学筛查检测。实验室检查可为诊断提供进一步证据，有时可能为唯一的诊断依据，特别是当感染者无任何临床表现时。

4. 诊断　根据患者的病史、症状和体征，评估其感染性病的危险性，在此基础上，结合实验室检查结果，做出诊断。诊断可以是下列任一种：

（1）临床诊断：根据临床表现（或加上简单的实验室检查）做出诊断，如尖锐湿疣和生殖器疱疹可根据损害的临床特征做出诊断；男性淋菌性尿道炎根据尿道分泌物的特点加上涂片见细胞内革兰氏阴性双球菌做出诊断。

（2）病原学诊断：根据病原学或血清学检查结果做出诊断，如根据淋球菌培养、沙眼衣原体抗原试验、梅毒血清学试验等做出淋病、生殖道沙眼衣原体感染和梅毒的诊断。

5. 治疗　在确定诊断的基础上，根据我国对各种性病（性传播感染）的推荐治疗方案开始治疗。有关治疗的注意事项如下：①治疗要及时，一般要求患者第一次就诊时就能够得到治疗。②严格按照国家推荐的性病治疗方案用药。每种性病有数种推荐治疗药物，可根据当地的药源、耐药情况以及患者支付能力选择适当的药品。③向患者说明所用药物的用法、不良反应及注意事项，并嘱咐一定要完成整个疗程的用药。若在治疗期间遇到问题（药物反应、疗效不满意或复发等），应及时到医院找经治医师进行咨询、检查和处理。

6. 健康教育和咨询服务　为在诊疗服务结束后，应向所有就诊者提供健康教育和咨询服务，以提高他们的性病、艾滋病预防知识知晓率，并促使其改变高危行为，以防止再感染或传播给他人。

7. 安全套促进　在门诊服务中，应向就诊者宣传安全套预防性病、艾滋病的作用，帮助就诊者分析安全套使用中的障碍，鼓励其坚持正确使用安全套。有条件的医疗机构可提供质量可靠的安全套。

8. 性伴处理　要求性病患者通知其性伴到门诊进行检查和处理，并传授通知的技巧。

9. 填写医疗记录　在临床工作中,医师应完整、准确地记录门诊日志和病历,病历内容应包括主诉、现病史及既往史、体检发现、临床诊断、化验结果、治疗用药和干预服务情况等信息。

10. 疫情报告　按照传染病报告管理和性病报告规范的要求,及时填写疫情报告卡,上报疫情。

11. 随访　性病患者治疗后应进行临床随访以确保治愈。复诊时应询问患者是否遵照医嘱完成治疗,有无药物不良反应,性伴的治疗情况以及进行必要的实验室检查以判定治疗的效果等。应该有相应的随访记录。

（二）规范化诊疗的流程图

性病规范化诊疗流程见图4-1。

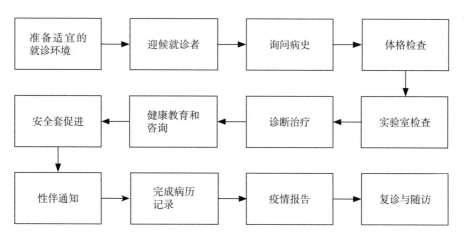

图4-1　性病规范化诊疗流程图

第五章

实验室检测与质量管理

一、性病实验室工作质量管理要求

（一）基本要求

1. 人员配备

（1）有2名以上实验室技术人员，其中至少1人具有中级职称。

（2）实验室技术人员应接受过省级或市级性病实验室检测技术培训，并取得培训合格证书（有效期3年）。

2. 基本设置

（1）实验室布局合理，实验用房满足日常检测需求。

（2）运用实验室管理信息系统对检测数据和检测报告进行管理，并实现科内和院内联网。

（3）实验室应配置如下设备（*标注为必需设备）：普通显微镜*、暗视野显微镜、荧光显微镜、普通离心机*、普通冰箱*、-20℃低温冰箱*、CO_2培养箱（电热恒温培养箱）*、水浴箱、水平旋转仪*、微量振荡器、酶免分析仪、酶标仪、洗板机、化学发光分析仪、荧光定量PCR仪（核酸扩增仪）和细菌鉴定仪等。

3. 开展性病检测项目　实验室开展的性病检测项目见表5-1（*标注为必需检测项目）。

表 5-1　实验室开展的性病检测项目

病种	检测项目
梅毒	暗视野显微镜检查
	镀银染色检查
	核酸扩增试验

续表

病种	检测项目
	梅毒特异性抗体检测[*]
	梅毒非特异性抗体检测[*]
淋病	涂片革兰氏染色镜检[*]
	淋球菌培养[*]
	淋球菌核酸检测
生殖道沙眼衣原体感染	涂片镜检[*]
	细胞培养
	抗原检测[*]
	核酸扩增检测
尖锐湿疣	病理学检查
	核酸检测试验
生殖器疱疹	皮损单纯疱疹病毒抗原检测
	皮损单纯疱疹病毒细胞培养
	皮损单纯疱疹病毒核酸检测
	单纯疱疹病毒-2型抗体检测

（二）实验室综合管理

建立实验室各项规章管理制度：如质量管理制度、生物安全管理制度、仪器管理制度、试剂管理制度、标本管理制度、教育培训制度等。

制定实验室标准操作规程（standard operation procedure，SOP）：如仪器使用维护SOP、各检测项目SOP、标本管理SOP、生物安全防范操作SOP、质量控制SOP等。

根据各项制度及操作规程做好相应记录，记录至少保存3年。

（三）检测质量管理

1. 仪器设备

（1）仪器设备符合要求，有使用状态标识，有专人保管，维修和维护有记录。

（2）冰箱、水浴箱和培养箱等控温设备有温度记录，CO_2培养箱有CO_2浓度记录。

（3）水平旋转仪和试剂滴针每周有性能检测记录。

（4）酶标仪、移液器和温度计每年检定一次，有记录。

（5）生物安全柜和高压蒸汽灭菌器每年校准一次，有记录。

2. 试剂耗材

（1）试剂耗材三证齐全，有管理台账。

（2）试剂耗材按规定存放和养护，有效期内使用。

（3）自配试剂有配制的 SOP 文件和配制记录，标签规范。

（4）自配培养基每批需要做无菌试验和性能试验，染色液每周做一次性能试验，氧化酶试剂定期更换，每次使用前做性能试验。

3. 检验标本

（1）标本正确采集、运送、保存，在规定时间内检测。

（2）血液标本使用真空采血管采集，抗凝剂种类、标本量等符合要求。

（3）血液标本检测完成后加盖冷藏，保存 1 周。

4. 检验报告单

（1）使用打印报告单，格式统一、内容完整、文字规范、有唯一编码。

（2）报告单发放，有隐私保护措施。

5. 室内质控与室间质评

（1）室内质控：梅毒特异性和非特异性抗体检测有室内质控记录和失控分析处理记录。

（2）室间质评：梅毒特异性抗体（定性）、梅毒非特异性抗体（半定量）和沙眼衣原体检测（抗原或核酸）需参加室间质评，成绩合格，规范保存室间质评回报表、成绩反馈表、室间质评证书等记录。

（四）生物安全管理

1. 实验室布局合理，分区明确、标识规范，符合二级生物安全实验室的要求。

2. 配备生物安全柜、高压蒸汽灭菌器、洗眼器和非手动洗手水龙头等生物安全防护设备。

3. 实验室工作人员需要取得生物安全培训合格证后才能上岗。

4. 工作人员能正确使用生物安全防护用品，试验操作符合生物安全的要求。

5. 医疗废弃物处理符合生物安全防范要求。

二、性病检测实验室室间质评方案

1. 质评目的　加强性病检测实验室的质量管理,提高检测能力和实验室间检测结果的可比性。

2. 参评单位　县区级及以上疾控中心、提供性病诊疗服务的医疗机构、独立实验室。

3. 组织实施

(1)省皮肤病防治研究所将质控品发放到各市、县(市、区)疾控中心。

(2)各市、县(市、区)疾控中心负责辖区内参评单位的质控品发放等组织工作。

(3)各参评实验室完成检测后通过网络回报检测结果。

(4)省皮肤病防治研究所对检测结果进行汇总、分析和上报,并通报各地。

4. 质评项目和质控品

(1)梅毒:梅毒血清质控品共5支,采用随机编号,检测项目为梅毒非特异性抗体和梅毒特异性抗体。

(2)沙眼衣原体:沙眼衣原体质控品共5支,采用随机编号,检测项目为沙眼衣原体抗原或核酸。

5. 评分标准　每个项目的预期值根据全省80%以上参评单位的回报结果计算得出。

(1)梅毒:每份样本的每项试验结果与预期值一致得10分,非特异性抗体检测若仅滴度不相符得5分。满分为100分,≥90分为优秀,80~89分为合格,<80分为不合格。

(2)沙眼衣原体:每份样本的试验结果与预期值一致得20分。满分为100分,≥90分为优秀,80~89分为合格,<80分为不合格。

6. 结果回报及成绩反馈　室间质评采用网络回报结果,步骤为:登录浙江省皮肤病防治研究所网站(http://www.zjspfb.com),从首页右侧"浙江省性病实验室管理"登录(登录名为实验室代码,初始密码111111)。质评成绩反馈表及全省室间质评结果分析在成绩反馈后登录浙江省性病实验室管理信息系统下载,同时省皮肤病防治研究所统一将质评证书和汇总结果进行反馈。

7. 其他事项　联系方式:省皮肤病防治研究所检验科,胡丽华、黄佳;联系电话:0572-8061517、8062570;电子邮箱:zjxbsys@163.com。

三、淋球菌耐药监测实施方案

（一）目的
了解淋球菌对抗菌药物敏感性及耐药谱的变化，及时掌握淋球菌耐药菌株的分布、流行趋势，为定期修订我国淋病治疗指南提供依据。

（二）原则
根据世界卫生组织（World Health Organization，WHO）西太区耐药监测计划制定本淋球菌耐药监测实施方案，以保持淋球菌耐药监测工作的延续性；根据我国淋病抗菌药物使用及耐药流行状况增减检测药物。

（三）网络与管理
中国疾控中心性病控制中心根据 2006 年卫生部（现国家卫生健康委）发布的《全国性病监测点监测方案》的要求，以及各地 2010—2012 年工作开展情况对监测点进行了调整，确定开展淋球菌耐药监测点实施单位，组成耐药监测网络。中国疾控中心性病控制中心负责淋球菌耐药监测工作的技术指导、质量管理、资料统计分析及报告。耐药监测点实施单位负责组织实施淋球菌临床分离株的收集、检测、数据分析和结果报告。

（四）内容与方法
1. 监测药物　包括 WHO 推荐的 5 类代表性药物，包括青霉素、四环素、大观霉素、头孢曲松、环丙沙星和阿奇霉素，同时建议参加中国淋球菌头孢菌素临床耐药监测工作的监测点增加头孢克肟。监测所用抗菌药物由中国疾控中心性病控制中心统一提供。

2. 分离株的收集、保存和运输　在每年的 1—12 月份连续收集淋球菌临床分离株。所收集的临床分离株，应在《淋球菌临床分离株登记表》上登记相关人口学及临床信息，并需要进行初步鉴定。各耐药监测点，每年需要完成 100 株以上淋球菌临床分离株的药物敏感性检测。

3. 检测方法　淋球菌抗菌药物敏感性检测采用 WHO 推荐的琼脂稀释法测定抗菌药物最低抑菌浓度（minimum inhibitory concentration，MIC）法、β- 内酰胺酶测定采用纸片酸度定量法。

4. 结果登记　对实验室检测结果，根据下列表格进行登记:《WHO 参考菌株及 MIC 实验结果记录表》《淋球菌临床分离株对各监测药物 MIC 结果统计表》。

5. 统计与报告　根据《抗菌药物敏感性的判断标准》以及 2012 年 WHO

颁布的《控制淋球菌耐药流行与影响的全球行动计划》，统计本年度临床分离株抗菌药物敏感性结果，统计方法参照《淋球菌临床分离株抗菌药物敏感性结果统计表》。

各耐药检测机构每年 12 月 20 日前向中国疾控中心性病控制中心及省级性病监测管理机构上报上年度淋球菌耐药监测结果数据库及相关报表，报表采用电子报表形式，报告内容包括《淋球菌临床分离株登记表》《WHO 参考菌株及 MIC 实验结果记录表》《淋球菌临床分离株对各监测药物 MIC 结果分布统计表》《淋球菌临床分离株对各监测药物的 MIC 结果汇总表》。

6. 质量控制

（1）室内质量控制

1）人员培训：淋球菌抗菌药物敏感性检测人员必须接受过中国疾病预防控制中心性病控制中心参比实验室淋球菌耐药检测的专业培训。

2）制度建立：根据《病原微生物实验室生物安全管理条例》和《医疗机构临床实验室管理办法》等有关法律法规建立实验室常规工作制度、仪器设备保养维修制度、生物安全制度、污物处理和消毒制度以及菌株保存制度等。

3）标准操作规程（SOP）制定：制定一系列实验操作、仪器设备使用及维护、实验室资料管理等 SOP。

4）室内质控标准菌株：每批次实验中 WHO 参考菌株的 MIC 应在参考值上下一个浓度范围，否则本批次实验结果不可靠，需要分析原因后复做。

（2）室间质量控制：中国疾病预防控制中心性病控制中心每年 4—6 月份向各耐药监测点发放质控菌株。监测点在规定时间内将质控菌株与实验菌株同时进行检测，并报告结果。中国疾病预防控制中心性病控制中心进行评比及反馈质控结果。

中国疾病预防控制中心性病控制中心和省级性病监测管理机构定期组织对各监测点进行现场考核，现场考察包括实验室基本设置是否符合基本要求。

四、性病实验室现场督导

（一）督导对象

全省提供性病诊疗服务的医疗机构实验室。

（二）督导内容

详见浙江省性病实验室督导表（2017 年）（表 5-2）。督导内容会根据性病实验室检测现状和性病防治工作的要求做适当调整。

（三）督导实施和要求

每年由市或县区级疾控中心性病实验室管理人员对辖区提供性病诊疗服务的医疗机构实验室开展现场督导，督导任务数在每年实验室质量管理工作会议上确定，督导单位基数为当年参加全省性病检测实验室室间质评的单位数量。

（四）督导表填写说明

1. 督导单位　填写被督导单位名称，需要与该单位对外公章名称一致。

2. 督导组成员　该次督导全部成员手写签名。

3. 督导原因　根据实际情况勾选或填写，可多选。

4. 存在的问题和建议　全部督导内容完成后汇总填写。

5. 督导单位确认　由被督导单位实验室负责人浏览全部督导内容后签字确认。

6. 人员培训　填写近3年参加省级和/或市级性病实验室培训人员名字。

7. 梅毒检测

（1）检测项目：勾选该实验室目前开展的梅毒相关检测项目，如列表中未包括，可在其他中补充。标准操作规程需要查看该实验室目前正在使用的SOP文件，不全面指存在明显缺项或不符合的内容。

（2）检测设备：需要确认是否有梅毒摇床（水平旋转仪）。如不确定，可启动仪器查看运转情况。如设备确为水平旋转仪，启动仪器后用计时器计时1min，计数并记录转速，同时查看并勾选仪器自带的定时装置类型。询问并查看实验室是否进行梅毒摇床的周性能检测（转速）。询问并查阅证书，确认是否每年对酶标仪和移液器进行检定。

（3）询问并勾选该实验室梅毒血清学检测流程，如针对不同样本有不同的流程，也可多选，并在空白处备注。询问非特异性试验滴度检测情况，如有未做到最高滴度等问题，在"其他"中说明。

（4）检测报告：可由该实验室提供近期梅毒检测阳性和阴性报告单，查看项目及滴度报告情况。该报告单需要附在督导表后面。

（5）询问梅毒室内质控开展情况并记录质控品品牌和浓度，如为自制质控品，浓度项可空缺。

（6）询问参加室间质评情况，查看证书并记录成绩。

（7）实验操作：可要求从事梅毒血清学检测的技术人员现场进行非特异性试验的半定量检测，技术要点根据督导表，如有不符合项，在括号处具体描述。

8. 淋病检测

（1）检测项目：勾选该实验室目前开展的淋病相关检测项目，如列表中未包括，可在"其他"中补充。

（2）设备：需要关注培养箱温度记录情况，如为二氧化碳培养箱，还需要查看二氧化碳浓度记录情况。培养箱温度可由第三方检定，也可实验室自检，询问并查看证书或记录。

（3）询问并记录淋球菌培养基、鉴定试剂、核酸检测试剂的品牌，请实验室统计 1 个月淋病培养和核酸检测项目的检测数及阳性数，如未开展可空缺。

9. 沙眼衣原体检测

（1）检测项目：勾选该实验室目前开展的沙眼衣原体相关检测项目，如列表中未包括可在"其他"中进行补充。

（2）询问参加室间质评情况，查看证书并记录成绩；询问并记录沙眼衣原体抗原、核酸检测试剂的品牌，请实验室统计 1 个月抗原和核酸检测项目的检测数及阳性数，如未开展可空缺。

表 5-2　浙江省性病实验室督导表（　　　年）

督导单位（盖章）	
督导组成员（签名）	
督导原因	□　常规督导
	□　室间质评成绩不理想
	□　实验室人员从未参加培训
	□　疫情监测数据异常
	□　前次督导存在问题（　　　　　　）
	□　其他
存在的问题和建议：	
督导时间　　年　　月　　日	记录人
	督导单位确认

续表

人员培训

人员（近三年参加性病实验室培训人员名单）			
培训时间	省级培训	市级培训	其他

梅毒检测

检测项目			
暗视野／镀银染色	□ 自检	□ 外送	□ 未开展
RPR	□ 自检	□ 外送	□ 未开展
TRUST	□ 自检	□ 外送	□ 未开展
TPHA	□ 自检	□ 外送	□ 未开展
TPPA	□ 自检	□ 外送	□ 未开展
TP-ELISA	□ 自检	□ 外送	□ 未开展
TP-CLIA	□ 自检	□ 外送	□ 未开展
快速法	□ 自检	□ 外送	□ 未开展
TP-WB	□ 自检	□ 外送	□ 未开展
核酸检测	□ 自检	□ 外送	□ 未开展
其他（ ）	□ 自检	□ 外送	
标准操作规程			
TRUST/RPR 试验操作 SOP	□ 有	□ 无	□ 不全面（ ）
设备			
梅毒摇床（水平旋转仪）	□ 有	□ 无（□ 手摇	□ 微量振荡器）
	转速（ ）r/min	定时（□ 数显式	□ 旋钮式）
梅毒摇床性能检测（每周）	□ 有	□ 无	□ 其他（ ）
酶标仪检定	□ 有	□ 无	□ 其他（ ）
移液器检定	□ 有	□ 无	□ 其他（ ）
检测流程			
□ 特异性试验与非特异性试验同时做			
□ 特异性试验阳性做非特异性试验			
□ 非特异性试验阳性做特异性试验			

续表

非特异性试验阳性做滴度	□ 有	□ 无	□ 其他( )
异常结果复核	□ 有(复核方法)		□ 无
检测报告(抗体检测)			
检测方法与报告项目一致	□ 是	□ 否(	)
规范注明非特异性试验滴度	□ 是	□ 否(	)
室内质控			
非特异性试验	□ 有(品牌 浓度)		□ 无
特异性试验	□ 有(品牌 浓度)		□ 无
室间质评			
国家卫生健康委临床检验中心	□ 参加(成绩)		□ 未参加
浙江省皮肤病防治研究所	□ 参加(成绩)		□ 未参加
试验操作(RPR/TRUST)			
样本量准确	□ 是	□ 否( )	
试剂量准确	□ 是	□ 否( )	
样本稀释操作正确	□ 是	□ 否( )	
样本在圆圈内涂开	□ 是	□ 否( )	
反应时间准确	□ 是	□ 否( )	
滴度报告准确	□ 是	□ 否( )	

淋病检测

检测项目			
涂片镜检	□ 自检	□ 外送	□ 未开展
淋球菌培养	□ 自检	□ 外送	□ 未开展
药敏试验	□ 自检	□ 外送	□ 未开展
核酸检测	□ 自检	□ 外送	□ 未开展
其他( )	□ 自检	□ 外送	
设备			
培养箱温度记录	□ 有	□ 无	□ 其他( )
二氧化碳培养箱浓度记录	□ 有	□ 无	□ 电热恒温培养箱(可不填)
培养箱温度检定	□ 有	□ 无	□ 其他( )

续表

检验报告（涂片镜检）					
描述性报告（革兰氏阴性双球菌）　□ 是　　　　□ 否（　　　　　　　　　　　） 注明细胞内外　　　　　　　　□ 是　　　　□ 否（　　　　　　　　　　　）					
检测阳性率（　　　年　　月）					
试剂品牌			检测数	阳性数	备注
培养	培养基：	鉴定：			
核酸					
其他					

沙眼衣原体检测

检测项目			
抗原检测　　　　　□ 自检　　　　□ 外送　　　　□ 未开展			
核酸检测　　　　　□ 自检　　　　□ 外送　　　　□ 未开展			
其他（　　　）　□ 自检　　　　□ 外送			
室间质评			
国家卫生健康委临床检验中心　　　□ 参加（成绩）　　□ 未参加			
浙江省皮肤病防治研究所　　　　　□ 参加（成绩）　　□ 未参加			
检测阳性率（　　　年　　月）			
	试剂品牌	检测数	阳性数	备注
抗原				凯创（蓝白）
核酸				
其他				

备注：请另附梅毒抗体及淋病涂片的阳性检测报告单各 1 张。

RPR：快速血浆反应素（rapid plasma reagin）；TRUST：甲苯胺红不加热血清测试（toluidine red unheated serum test）；TPHA：梅毒螺旋体血凝测定（treponema pallidum hemagglutination assay）；TPPA：梅毒螺旋体颗粒凝集测定（treponema pallidum particle agglutination assay）；TP-ELISA：梅毒螺旋体酶联免疫吸附试验（treponema pallidum enzyme-linked immune sorbent assay）；TP-CLIA：梅毒螺旋体化学发光免疫测定（treponema pallidum chemiluminescent immune assay）；TP-WB：梅毒螺旋体蛋白质印迹法（treponema pallidum western blotting）。

第六章

性病病例的报告和管理

一、报告标准

依据《中华人民共和国传染病防治法》和《性病防治管理办法》，目前浙江省监测报告的 5 种性病为梅毒、淋病、生殖道沙眼衣原体感染、尖锐湿疣和生殖器疱疹。

5 种性病的诊断按照中华人民共和国卫生行业标准执行，分别为《梅毒诊断》（WS 273—2018）、《淋病诊断》（WS 268—2019）、《生殖道沙眼衣原体感染诊断》（WS/T 513—2016）、《尖锐湿疣诊断》（WS/T 235—2016）和《生殖器疱疹诊断》（WS/T 236—2017）。如果诊断标准修订，则按最新的诊断标准执行。

（一）梅毒报告标准

1. 报告标准

（1）后天梅毒：依据中华人民共和国卫生行业标准《梅毒诊断》（WS 273—2018）报告（表 6-1）。

表 6-1　后天梅毒报告标准

分期/类	病例分类	病史	临床表现	实验室检查
一期梅毒	疑似病例	性接触史（包括非婚或婚内）或性伴（配偶）感染史，患者也可能不提供真实病史或无法询问到病史	硬下疳（性接触部位软骨样硬度的无痛性溃疡），可伴有近卫淋巴结无痛性肿大	• 梅毒血清非特异性抗体试验阳性，未做特异性试验；或 • 梅毒血清特异性抗体试验阳性，未做非特异性试验（或非特异性试验阴性）
	确诊病例			• 皮损组织取材，暗视野显微镜检查或镀银染色显微镜检查，查见梅毒螺旋体；或

续表

分期/类	病例分类	病史	临床表现	实验室检查
				• 皮损组织取材,梅毒螺旋体核酸检测阳性;或 • 梅毒血清特异性抗体试验与非特异性试验均阳性
二期梅毒	疑似病例	性接触史(包括非婚或婚内)或性伴(配偶)感染史,患者也可能不提供真实病史或无法询问到病史	多形性皮损(如斑疹、斑丘疹、丘疹、鳞屑性皮损、玫瑰糠疹样或银屑病样等,分布于躯体和四肢;掌跖部铜红色、脱屑性皮疹有特征性;外阴或肛周扁平湿疣;黏膜斑;虫蚀样脱发等)	• 梅毒血清非特异性抗体试验阳性,未做特异性试验;或 • 梅毒血清特异性抗体试验阳性,未做非特异性试验
	确诊病例			• 皮损组织取材,暗视野显微镜检查或镀银染色显微镜检查,查见梅毒螺旋体;或 • 皮损组织取材,梅毒螺旋体核酸检测阳性;或 • 梅毒血清特异性抗体试验与非特异性试验均阳性
三期梅毒	疑似病例	性接触史(包括非婚或婚内)或性伴(配偶)感染史,患者也可能不提供真实病史或无法询问到病史	皮肤黏膜结节性梅毒疹或树胶肿,或出现器官损害,或神经系统损害,或视力损害等;病期在 2 年以上	• 梅毒血清非特异性抗体试验阳性,未做特异性试验;或 • 梅毒血清特异性抗体试验阳性,未做非特异性试验(或非特异性试验阴性)
	确诊病例			• 梅毒血清特异性抗体试验与非特异性试验均阳性;或 • 诊断神经梅毒时,有神经系统症状(排除其他原因所致),梅毒血清特异性抗体试验与非特异性试验均阳性;且脑脊液检测白细胞异常,或蛋白含量异常,梅毒非特异性抗体试验或特异性试验阳性;或 • 符合疑似病例要求及三期梅毒组织病理改变

续表

分期/类	病例分类	病史	临床表现	实验室检查
隐性梅毒	疑似病例	性接触史（包括非婚或婚内）或性伴（配偶）感染史，或无法询问到病史；既往无梅毒诊疗史	无任何临床症状与体征	● 梅毒血清非特异性抗体试验阳性，未做特异性试验；或 ● 梅毒血清特异性抗体试验阳性，未做非特异性试验
	确诊病例			梅毒血清特异性抗体试验与非特异性试验均阳性

病例报告要求：①报告首诊病例，首次诊断的疑似病例、确诊病例均须报告。②对于疑似病例，应随访，尽快补充另一试验，及时订正。③有证据表明的复诊、既往梅毒诊疗史、随访检测者（包括年度内、跨年度、跨地区）不报告。④住院与手术前患者、孕产妇、非皮肤性病科室的门诊检查者、健康体检者等在进行梅毒血清筛查时发现的阳性者，如医生无梅毒诊断能力，需要会诊或转诊。对于无梅毒症状与体征，特异性试验和非特异性试验均阳性者，如果既往无梅毒诊疗史，结合流行病学史须报告；有梅毒诊疗史者，不报告。对于无梅毒症状与体征，无梅毒诊疗史，特异性试验阳性、非特异性试验阴性者，暂不报告病例，需要随访，1个月后再次检测，如非特异性试验仍为阴性则不报告病例，如转阳则报告病例。⑤对于一期或二期梅毒病例，检测有脑脊液异常或有神经系统症状，仍报告为一期或二期梅毒；对于隐性梅毒，检测有脑脊液异常但无任何神经系统症状，仍报告为隐性梅毒；对于有神经系统症状的神经梅毒、眼梅毒，无一期或二期梅毒表现，报告为三期梅毒。⑥对于二期与一期梅毒皮损重叠者，报二期梅毒。⑦梅毒再次感染者需要报告（如梅毒血清治愈后再次感染出现硬下疳；有证据表明，梅毒治疗有效或血清固定后再次感染，非特异性抗体试验滴度升高4倍）。⑧由于梅毒病情进展而致诊断变更，需要重新报告（如原一期、二期或隐性梅毒发展为三期梅毒等）；但如果是原分期诊断错误，则在原报告卡上订正诊断与订正报告，不需要重新报告。⑨非特异性试验的滴度不是梅毒诊断、病例报告与治疗的必要条件，认为滴度在1∶8以下者不需要报告病例和治疗是错误的。⑩医生填写梅毒报告卡时，应在"备注"栏填写临床特征、实验室检测结果、报告科室。

注意事项：①梅毒诊断与病例报告复杂，应根据既往梅毒诊疗史、临床表现、实验室检测综合分析，而不是仅依据检测结果。②医生做出梅毒诊断，在门诊、住院病历登记时均应分期，不能简单记录为"梅毒"。③梅毒血清学检测方法分为两类：特异性抗体试验，包括TPPA、ELISA、CLIA、RT等；非特异性抗体试验，包括RPR、TRUST、VDRL等。两者相互补充，缺一不可。④对于门诊病例，医生开具梅毒血清学检测申请单时，应当两类试验同时检测，做到"双检"；对于住院病例进行梅毒血清筛查，出现一个试验阳性时，应及时补充另一类试验。

（2）胎传梅毒：依据中华人民共和国卫生行业标准《梅毒诊断》（WS 273—2018）报告（表6-2）。

表 6-2 胎传梅毒报告标准

病例分类	母亲妊娠期间诊断为梅毒的治疗情况	母亲生产时实验室检查结果	新生儿临床表现	新生儿或婴幼儿实验室检查结果
疑似病例	• 未治疗；或 • 治疗不明；或 • 使用非青霉素或非头孢曲松药物治疗，如大环内酯类药物红霉素等；或 • 治疗不规范：如使用错误的青霉素剂型，剂量与疗程不足，疗程不规则；或 • 在分娩前最后 1 个月内治疗	梅毒血清特异性抗体试验与非特异性试验均阳性	无胎传梅毒症状与体征	梅毒血清特异性抗体试验与非特异性试验（RPR 或 TRUST）均阳性，但后者的滴度未达到生母的 4 倍（出生时新生儿与母亲同时检查）
	说明：疑似病例必须随访检测与规范治疗，每 3 个月随访 1 次（3、6、9、12、15、18 月龄），根据随访结果订正 • 随访中，如果 RPR 或 TRUST 滴度升高，则订正为确诊病例 • 随访中，如果 RPR 或 TRUST 转阴，但 TPPA 仍阳性，须随访到 18 月龄，如 TPPA 仍阳性，则订正为确诊病例 • 在任一随访时点，如果两类试验均为阴性，则停止随访，不是胎传梅毒，在中国疾病预防控制信息系统上删除该病例			
确诊病例	未治疗，或治疗，或不明	梅毒血清特异性抗体试验与非特异性试验均阳性	无胎传梅毒症状与体征；或出现胎传梅毒症状与体征（皮肤黏膜损害，如弥漫性斑丘疹及丘疹鳞屑性损害，口角及肛周放射性皲裂，大疱皮损等；系统性损害等）	• 梅毒血清特异性抗体试验和非特异性试验均阳性，且后者的滴度等于或大于生母的 4 倍及以上（出生时新生儿与母亲同时检查）；或 • 梅毒血清 IgM 抗体阳性；或 • 新生儿皮损组织取材，或体液或鼻部分泌物，暗视野镜检，查见梅毒螺旋体；或

续表

病例分类	母亲妊娠期间诊断为梅毒的治疗情况	母亲生产时实验室检查结果	新生儿临床表现	新生儿或婴幼儿实验室检查结果
				• 新生儿皮损组织取材,或来自体液,或鼻部分泌物,或胎盘,或脐带的标本,镀银染色镜检,查见梅毒螺旋体;或免疫组化染色检测阳性;或 • 新生儿皮损组织取材,或胎盘,或脐带检测,梅毒螺旋体核酸检测阳性
	未治疗,或治疗,或不明	梅毒血清特异性抗体试验与非特异性试验均阳性,或不明	出现胎传梅毒症状与体征,或长骨X线检查有损害	梅毒血清特异性抗体试验和非特异性试验均阳性
	未治疗,或治疗,或不明	梅毒血清特异性抗体试验与非特异性试验均阳性,或不明	无或有胎传梅毒症状与体征(婴幼儿)	TPPA阳性(18月龄及以上婴幼儿)

胎传梅毒诊断与报告病例要求:

(1)报告首诊病例,首次诊断的胎传梅毒疑似病例、确诊病例均须报告。对于胎传梅毒疑似病例,应随访,根据随访结果做出订正。有证据表明已明确诊断的胎传梅毒病例复诊、多处就诊、随访检测者(包括年度内、跨年度、跨地区)不报告。

(2)对于不能排除胎传梅毒时,应对婴儿随访检测,每3个月检测1次(3、6、9、12、15、18月龄),根据随访检查结果做出诊断。

(3)以下情况的新生儿出生时不报告病例,不随访:①如果生母在妊娠前患有梅毒,经正规治疗(使用苄星青霉素或头孢曲松药物治疗),在妊娠前已达到梅毒血清学治愈(即非特异性抗体试验阴性),或梅毒血清固定,排除了再感染。新生儿梅毒血清特异性抗体试验与非特异性试验均阴性。②如果生母妊娠期诊断为梅毒,经过充分有效治疗(使用苄星青霉素或头孢曲松药物治疗,且治疗时间在分娩前最后1个月之前治疗),在生产时,生母梅毒特异性试验阳性,非特异性试验阳性或阴性。新生儿梅毒血清特异性抗体试验与非特异性试验均阴性。

(4)以下情况的新生儿出生时不报告病例,但需要随访:①生母在妊娠前患有梅毒,经正规治疗(使用苄星青霉素或头孢曲松药物治疗),在妊娠前已达到梅毒血清学治愈(即非特异性抗体试验阴性),或梅毒血清固定。新生儿梅毒特异性试验阳性,非特异性试验阴性或阳性,但后者滴度未达到母亲4倍。②生母妊娠期诊断为梅毒,经过充分有效治疗(使用苄星青霉素或头孢曲松药物治疗,且在分娩前最后1个月之前治疗),在生产时,生母梅毒特异性试验阳性,非特异性试验阳性或阴性。新生儿梅毒特异性试验阳性,非特异性试验阴性或阳性,但后者滴度未达到生母的4倍。③生母妊娠期诊断为梅毒,使用大环内酯类药物(如红霉素等)治疗,或治疗不明,或未治疗,或由于妊娠晚期感染梅毒,或诊断晚,在分娩前最后1个月内治疗。新生儿特异性试验阳性,非特异性试验阴性,或两类试验均阴性。每3个月随访检测1次。在任一随访时点,特异性试验和非特异性试验均阴性,则停止随访,不是胎传梅毒,不报告病例。随访时,如婴儿特异性试验仍阳性,需要继续随访,如随访到18月龄,特异性试验(TPPA)仍阳性,则诊断为胎传梅毒,报确诊病例;或非特异性试验由阴转阳,或滴度升高,则诊断为胎传梅毒,报确诊病例。

注意事项:

(1)对新生儿开展梅毒血清学检测时,应取新生儿静脉血,而不是脐带血。

(2)新生儿非特异性抗体试验(RPR或TRUST)的滴度与母亲滴度相比,必须在同一个实验室,使用相同的检测方法,出生时新生儿与母亲同时检查。

2. 梅毒病例诊断报告流程　见图6-1。

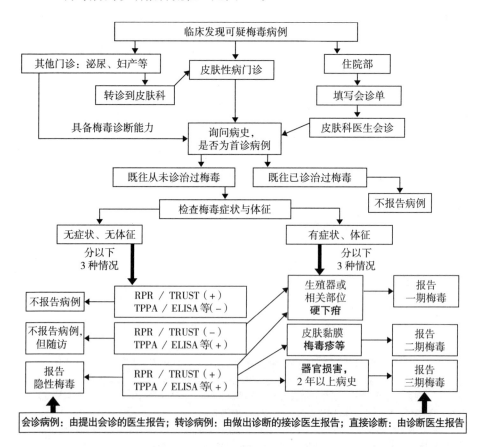

图6-1　梅毒病例诊断报告流程图

3. 胎传梅毒病例诊断报告流程 见图 6-2。

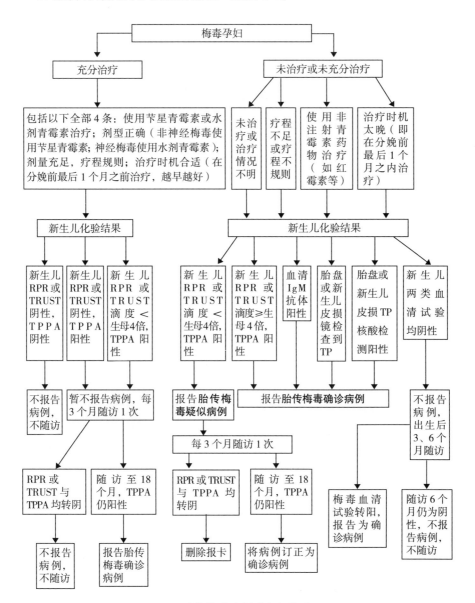

图 6-2 胎传梅毒病例诊断报告流程图

（二）淋病报告标准

依据中华人民共和国卫生行业标准《淋病诊断标准》（WS 268—2019）报告淋病病例（表 6-3）。

表6-3 淋病报告标准

病例分类	病史	临床表现	实验室检测
疑似病例	性接触史（包括非婚或婚内）或性伴（配偶）感染史，患者也可能不提供真实病史或无法询问到病史	男性尿道脓性分泌物；女性宫颈黏液脓性分泌物；肛交者直肠黏液脓性分泌物；新生儿眼结膜脓性分泌物	无
确诊病例		有上述症状，或症状轻微，或无症状（多数女性淋球菌感染者无症状）	• 男性尿道分泌物涂片革兰氏染色镜检，查见多形核白细胞内革兰氏阴性双球菌；或 • 淋球菌培养阳性；或 • 淋球菌核酸检测阳性

淋病病例报告要求：①报告首诊病例，首次诊断的淋病疑似病例、确诊病例均须报告；②再次感染者需要报告；③淋球菌引起的睾丸炎、附睾炎、盆腔炎、咽炎、直肠炎、眼结膜炎、播散性淋病（如脑膜炎、心内膜炎等）等需要报告；④新生儿淋菌性眼结膜炎病例需要报告；⑤淋病病例分类为疑似病例与确诊病例、无临床诊断病例、病原携带者。

注意事项：如果医疗机构不具备淋球菌培养条件，仅做涂片革兰氏染色镜检，则女性宫颈脓性分泌物、眼结膜脓性分泌物涂片革兰氏染色镜检，查见多形核白细胞内革兰氏染色阴性双球菌，报淋病确诊病例。

（三）生殖道沙眼衣原体感染报告标准

依据中华人民共和国卫生行业标准《生殖道沙眼衣原体感染诊断》（WS/T 513—2016）报告（表6-4）。

表6-4 生殖道沙眼衣原体感染报告标准

病例分类	病史	临床表现	实验室检测
确诊病例	性接触史（包括非婚或婚内）或性伴（配偶）感染史，患者也可能不提供真实病史或无法询问到病史	男性尿道炎、附睾炎，症状较淋病轻微；女性宫颈炎、盆腔炎；男性和女性直肠炎（肛交者）等；新生儿眼结膜炎等	• 沙眼衣原体抗原检测阳性；或 • 沙眼衣原体核酸检测阳性；或 • 沙眼衣原体细胞培养阳性
		无临床症状（多数女性无症状）	

生殖道沙眼衣原体感染病例报告要求：①报告首诊病例，首次诊断的生殖道沙眼衣原体感染确诊病例须报告；②再次感染者需要报告；③生殖道沙眼衣原体感染引起的睾丸炎、附睾炎、盆腔炎、咽炎、直肠炎等需要报告；④生殖道沙眼衣原体感染病例分类为确诊病例，无临床诊断病例、疑似病例、病原携带者。

（四）尖锐湿疣报告标准

依据中华人民共和国卫生行业标准《尖锐湿疣诊断》（WS/T 235—2016）报告（表6-5）。

表6-5　尖锐湿疣报告标准

病例分类	病史	临床表现	实验室检测
临床诊断病例	性接触史（包括非婚或婚内）或性伴（配偶）感染史，患者也可能不提供真实病史或无法询问到病史	生殖器或肛周有肉眼可见的赘生物损害，疣体形态有：丘疹型、乳头型、菜花型、鸡冠型、蕈样型等	无
确诊病例			• 疣体取材人乳头瘤病毒核酸检测阳性；或 • 疣体取材组织病理检查阳性

尖锐湿疣病例报告要求：①报告首诊病例，首次诊断的尖锐湿疣临床诊断病例、确诊病例均须报告；②基于临床诊断的病例即可报告；③尖锐湿疣复发病例不报告，有证据表明的复诊、多处就诊治疗（包括年度内、跨年度、跨地区）的病例不报告；④无肉眼可见的尖锐湿疣皮损临床表现，仅为人乳头瘤病毒（human papillomavirus, HPV）核酸检测阳性，或HPV血清抗体检测阳性者不报告；⑤尖锐湿疣病例分类为临床诊断病例和确诊病例，无疑似病例、病原携带者；⑥特殊情况：对于HIV阳性的尖锐湿疣患者（尤其是男男性行为者）治愈后（如治愈1年以上），再次感染发病，即再次出现尖锐湿疣皮损者需要报告。

（五）生殖器疱疹报告标准

依据中华人民共和国卫生行业标准《生殖器疱疹诊断》（WS/T 236—2017）报告（表6-6）。

表6-6　生殖器疱疹报告标准

病例分类	病史	临床表现	实验室检测
临床诊断病例	性接触史（包括非婚或婚内）或性伴（配偶）感染史，患者也可能不提供真实病史或无法询问到病史	外生殖器或肛门周围部位的疼痛性水疱、糜烂、溃疡、结痂等	未做实验室检测；或单纯疱疹病毒（herpes simplex virus, HSV）-2型特异性抗体检测阳性
确诊病例			• 皮损取材单纯疱疹病毒细胞培养阳性；或 • 皮损取材单纯疱疹病毒抗原检测阳性；或 • 皮损取材单纯疱疹病毒核酸检测阳性

生殖器疱疹病例报告要求：①报告首诊病例，以前无生殖器疱疹诊断病史的首诊病例应报告。首

次诊断的生殖器疱疹临床诊断病例、确诊病例均须报告；②基于临床诊断的病例即可报告；③每例生殖器疱疹患者只报告1次；④生殖器疱疹复发病例不报告，有证据表明的复诊、多处就诊治疗（包括年度内、跨年度、跨地区）的病例不报告；⑤无肉眼可见的生殖器疱疹皮损临床表现，仅为单纯疱疹病毒（HSV-1或HSV-2）血清抗体阳性者不报告；⑥生殖器疱疹病例分类为临床诊断病例和确诊病例，无疑似病例、病原携带者。

二、疫情管理

（一）疫情报告

按照规定报告性病疫情，不得泄露涉及性病患者个人隐私的有关信息和资料，不得隐瞒、谎报、缓报、误报疫情，并做好性病的资料汇总和数据分析等工作。同时要保证传染病报告卡填写准确与完整。医疗机构给预防保健人员赋权，预防保健人员具有管理医生报告病例信息的权利，发挥预防保健人员第一关口作用。

医疗机构要完善重要疫情管理制度，包括首诊医生报告负责制度，疫情报告奖惩制度，"双监管"制度，漏报、准确性同时监管，传染病登记制度，传染病报告卡审卡制度，门诊、实验室、住院部登记制度。

（二）漏报管理

开展性病诊疗的医疗机构每日在上报性病传染病报告卡的同时，从实验室性病检查结果和临床诊疗日志两方面对本院性病漏报进行检查，每个月再次核对漏报情况，同时进行报告卡质量分析，对结果进行整理汇总，撰写漏报小结，上报相应管理部门，及时改正，并按相应奖惩机制处理。

疾控中心每季度或定期按照性病报告病例情况检查各医疗机构漏报，核对一定期限内实验室性病检查结果、临床诊疗日志和传染病报告卡，防止医疗机构漏报；填写每季度性病漏报情况并上报。

漏报调查步骤：

1. 根据所调查医疗机构的网络报告性病病例数量，确定调查的数量和调查的时间范围（月/季度）。

2. 下载调查时间范围内该医疗机构通过网络报告的个案，保存为Excel表，保留相关信息，如病例姓名、年龄、性别、发病日期、诊断日期、诊断名称、填卡日期、填卡医生等，打印病例清单。

3. 漏报调查工作人员到医疗机构相关科室（如防保科、皮肤性病科、泌尿科、妇产科、男性科、检验科室等)检查传染病报告卡、纸质版或电子版门诊日志、住院病历、检验记录等,将打印的报告病例清单与之比对,判定是否存在漏报病例并做好记录。在开展漏报调查时,应注意调查医疗机构术前、体检、产前时筛查梅毒病例的漏报情况。调查中,如果发现医疗机构工作人员故意不报或瞒报性病病例(如在门诊记录中故意将诊断为性病的病例记录为非性病病例,或者将初诊、初发病例记录为复诊、复发病例等),应及时记录并指出问题。

4. 漏报病例的判定

(1)抗原或病原检测(如涂片镜检、细菌培养、抗原快速法、核酸检测等)结果为阳性的病例未进行报告,可判为漏报;梅毒血清抗体检测结果阳性的病例未进行报告,需要根据该病例的流行病学史、临床表现、既往诊治情况等来判定是否为首诊病例,如果是首诊病判为漏报,如果是复查病例则不为漏报。

(2)医疗卫生机构在对住院与手术前患者、孕产妇和健康体检者等开展梅毒血清学筛查时,如果接诊医生为非皮肤性病专业医生、无性病诊疗能力,对于发现的梅毒检测结果阳性(特异性抗体试验和非特异性试验均为阳性)者给予了转诊,有明确的转诊记录,则该病例未诊断、未报告,不判为漏报;如果医生未转诊,也未会诊,半个月以上未明确梅毒诊断,也无既往梅毒诊疗证据,则该病例未诊断、未报告,判为漏报。

(3)对于仅 HSV-2 或 HSV-1 型血清抗体检测阳性,而无生殖器疱疹临床表现者,不判为生殖器疱疹病例,而为 HSV 感染,不应报告病例,未报告者不判为漏报。对于仅 HPV 核酸检测阳性,而无尖锐湿疣临床表现者,不判为尖锐湿疣病例,而为 HPV 感染,不应报告病例,未报告者不判为漏报。

(4)漏报调查时发现的误诊病例(如将非性病病例诊断为性病病例)、已报告的复诊与复发病例,不计为漏报病例;有明确资料或记录(如病历等)表明在其他医疗机构已做出过性病诊断而在本医疗机构做出相同性病诊断的病例,不计为漏报病例。

(5)如果某病例未报告,仅医生口头表述是由于该病例在其他医疗机构诊治过或本院既往诊治过的病例,但经查无明确记录(如病历等)的证据,判为漏报。

5. 调查结果分析　即按调查医疗机构的级别、类型、性质、门诊科室和性病病种等对漏报调查结果进行分析,形成分析报告。漏报调查报告应及时上报同级卫生行政部门及上级业务机构,并反馈到被调查的医疗机构;同时,应将漏报调查结果抄送到当地卫生监督机构。若在漏报调查中发现医疗机构存在违法行为(如故意不报、瞒报等),应及时向当地卫生行政部门及卫生监督机构报告,严肃处理。各地应将本地的性病病例报告漏报调查结果于次年 1 月 10 日前录入"全国性病防治管理信息系统"相应模块,通过网络平台上报。

(三)重复报告管理

1. 重报相关定义及判定　重报,即重复报告,指在排除再感染后,同一个病例报告 2 次及以上的现象。同一个病例第 1 次报告以后的所有相同诊断报告,排除再感染后,均为重报。重报分为年度内重报、跨年度重报以及同一地区内重报、跨地区重报等。

梅毒重报的判定:梅毒为慢性传染病,患者即使接受了正规治疗,梅毒特异性抗体仍可终身阳性,非特异性抗体在较长时间内也可不转阴,需要多次复查。梅毒患者常多次就诊、多处就诊、跨年度就诊等,每次就诊时均检测梅毒血清学抗体,因此易发生同一病例重复报告的情况。对于梅毒重报的判定,需要排除梅毒再感染的情况。但关于梅毒治疗后排除再感染,目前尚无完美的方法,暂按如下方法确定:同一个梅毒病例经正规、有效治疗(如苄星青霉素药物治疗 6 个月后梅毒非特异性抗体滴度下降 4 倍)后复查期间,无梅毒非特异性抗体滴度上升 4 倍的证据,无再次出现硬下疳的表现。在排除了再感染的情况下,即使同一梅毒病例前后报告为相同或不同期别(如第 1 次报告隐性梅毒,再次报告仍为隐性梅毒;或第 1 次报告为一期或二期梅毒,再次报告为隐性梅毒等),均判为重报。

尖锐湿疣重报的判定:由于尖锐湿疣治疗后易复发,在首诊病例报告后的所有相同病例均判为重报(合并艾滋病病毒感染的尖锐湿疣患者治愈后再次新发尖锐湿疣除外)。

生殖器疱疹重报的判定:由于生殖器疱疹可终身存在,一个病例只报告 1 次,在首诊病例报告后的所有相同病例均判为重报。

2. 调查方法　下载性病病例的个案数据:由县区级疾控中心或性病防治机构登录中国疾病预防控制信息系统中"传染病报告管理信息系统",在"报告卡浏览审核"模块中,按照"报告地区浏览"+"终审日期"+"已审核"3 个条件下载性病个案病例,存为 csv 格式,再转为 Excel 格式。每一个病种保存为一个数据库。

个案数据库查重：可采用 Excel 或 SPSS 或其他数据库统计分析软件等进行查重。对于查出重复报告的病例，需要抽出保存为另一个重报数据库，以备分析使用。

在同一个病种的个案数据库中，符合下列情况之一者判定为重复报告病例：①身份证号一致；②姓名、身份证号一致；③姓名、性别、电话号码 3 项一致；④姓名、性别、现住址（到乡镇、街道级）3 项一致；⑤姓名、性别、出生日期 3 项一致；⑥性别、年龄（同一年内报告的病例可相差 ±1 岁）、电话号码 3 项一致；⑦其他认定或核实为重报的情况。

对于通过数据库查到的重报病例，应到重报的医疗机构进行复查，查看其原始记录（门诊病历、住院病历、实验室检测结果等），调查重报的原因。

重报病例删除：对于查到的重报病例应在"传染病报告管理信息系统"网络中删除。

3. 调查数据分析、上报与反馈　各地应及时统计分析数据库查重结果和现场调查的查重结果，计算重报率（年度内、跨年度的报率等），撰写分析报告，及时反馈，并上报到上一级性病防控机构和同级卫生行政部门。

（四）梅毒诊断符合率调查

1. 现场复核步骤

（1）选择医疗机构：选择辖区内平时工作问题较多或梅毒疫情出现异常波动（如大幅度增加或减少）及梅毒病例报告不符合常规现象的医疗机构（如综合性医疗机构、中医院、妇幼保健院报告一期/二期梅毒多于隐性梅毒），类型要全面，包括皮肤性病/泌尿专科医院、综合性医院、妇幼保健院。

（2）选择核查的报告病例时间段：时间跨度一般为半年，病例报告较多的单位可以适度缩短，较少的可以查一整年。

（3）下载、整理、打印病例个案：到"中国疾病预防控制信息系统"下载梅毒病例个案，将下载的 csv 文件另存为 Excel 文件，整理 Excel 文件，保留如下列的数据：患者姓名、患儿家长姓名（胎传梅毒病例）、性别、年龄、病例分类、疾病名称、发病日期、诊断时间、填卡医生、医生填卡日期、报告单位、报告卡录入时间、录卡用户等。删除其余列数据。在 Excel 文件增加 3 个栏目：报告科室、临床或实验室核查结果（记录初诊或复诊、病史、临床表现、实验室检测结果）、准确性判定。按报告医院和病种排序，打印 3 份。

（4）组建核查队伍：最好由 3 名核查员，包括性病防治、临床、实验室专业人员。

（5）现场核查

1）确定要核查的病例：一期、二期、三期与胎传梅毒病例全部核查，隐性梅毒抽查至少20例。

2）分组核查：核查人员分为3组。3名核查员核查的病例应一致。①防保科组：访谈防保科工作人员，了解病例报告流程、发现问题怎样处理、病例报告制度等。请防保科工作人员依据"填卡医生"补充报告科室信息。②临床组：访谈皮肤性病科、泌尿科、妇科、儿科等相关科室医生，了解医生如何诊断和报告梅毒，了解临床科室传染病报告、转诊会诊等相关制度；查看医院信息系统（hospital information system，HIS），了解医院的诊断和报告流程及梅毒检测项目。③实验室组：访谈实验室梅毒检测人员，查看资料，了解实验室梅毒检测方法、检测试剂、仪器和结果登记报告流程，查找核查病例的实验室结果并记录。

3）整理核查结果。

4）撰写报告并上报结果。

2. 指标计算　按如下公式计算梅毒诊断正确率和一期、二期、三期、隐性梅毒分期/分类正确率。

$$梅毒诊断正确率 = \frac{经现场核查符合梅毒诊断标准的病例数}{现场核查的梅毒病例数} \times 100\%$$

$$某期梅毒分期/分类正确率 = \frac{经核查某期梅毒分期/分类正确的病例数}{核查的某期/类梅毒病例数} \times 100\%$$

（五）疫情分析

1. 疫情分析内容　包括概要（简述报告病例数、增长率，累计报告病例数、增长率），5种性病的地区分布、人群分布（性别、年龄/人群类别），数据来源与质量，分析与建议（对疫情变化、地区分布和人群分布特点进行解读，并提出建议）。

2. 上交时间　各市、县（区）疾控中心做好季度和年度疫情分析的撰写工作。季度疫情分析分别在4月15日、7月15日、10月25日、次年1月10日前完成。全年疫情分析在次年1月10日前完成。

（六）性病病例告质量指标

1. 核心指标

（1）报告率与漏报率：两个指标互补。

报告率：指在调查原始登记（包括门诊日志、住院病历和实验室登记等）的性病病例中，已报告的病例占应报告病例的比例。

漏报率：指在调查原始登记（包括门诊日志、住院病历和实验室登记等）的性病病例中，未报告的病例占应报告病例的比例。

其中，应报告病例指符合中华人民共和国卫生行业标准诊断标准的首诊病例。

（2）梅毒病例报告准确率：指在核查的梅毒报告病例中，符合梅毒诊断标准中确诊诊断的首诊病例所占比例。

（3）梅毒分期正确率：指在核查的不同临床期别梅毒（一期、二期、三期）报告病例中，符合梅毒诊断标准中临床分期条件的病例所占的比例。

（4）梅毒重报率：指在核查的梅毒报告病例中，判定为重复报告的病例人次数占全部核查病例的比例。

（5）淋病病例报告准确率：指在核查的淋病报告病例中，符合淋病诊断标准中确诊诊断的病例（要求淋球菌实验室检测，包括涂片染色镜检、培养或核酸检测等）所占的比例。

2. 普通指标

（1）报告及时率：指在核查的性病报告病例中，《传染病报告卡》（简称报告卡）填写的诊断时间与网络直报时间之差小于 24h 的病例所占的比例。

（2）报告卡填写正确率：指在核查的性病报告病例中，《传染病报告卡》上所有栏目填写正确，且栏目间无逻辑矛盾的病例所占的比例。

（3）网络录入正确率：指在核查的性病报告病例中，传染病报告信息网络中各栏目录入信息与《传染病报告卡》相应栏目信息完全一致的病例所占的比例。

（4）病例分类正确率：指在核查的性病报告病例中，《传染病报告卡》病例分类栏目填写正确的病例所占比例。

3. 相关指标

（1）门诊日志或住院病历登记率：指在检查的门诊或住院部报告病例中，具有门诊日志或住院病历（包括纸质或电子版）登记原始资料的病例所占的比例。对于梅毒病例,门诊日志或住院病历记录的诊断名称应按期别或类别(如一期梅毒、二期梅毒、三期梅毒、隐性梅毒、胎传梅毒等)记录,否则为不规范登记。

（2）实验室检测结果登记率:指在核查的性病报告病例(梅毒、淋病、生殖道沙眼衣原体感染)中,具有实验室检测结果记录(包括纸质或电子版)者所占的比例。

（3）培训率:指现场调查的医疗机构相关医务人员(包括预防保健人员及皮肤性病科、泌尿科、妇产科等的有关医生)中,接受过性病诊断标准和疫情报告管理培训者所占的比例。

（4）性病诊断标准与病例报告知识掌握合格率:指现场接受性病诊断标准与病例报告知识试卷考核的医疗机构相关医务人员(包括预防保健人员及皮肤性病科、泌尿科、妇产科等的有关医生等)中,考核合格者所占的比例。

三、专项调查

（一）胎传梅毒调查

各市、县(区)疾控中心对于各医疗机构上报的胎传梅毒逐例进行个案调查(表6-7),在15个工作日内完成相关资料调查并及时上交上一级业务管理机构,同时与当地妇幼保健机构联系,保证胎传梅毒报告病例的一致性。

（二）隐性梅毒病例个案调查

为了解隐性梅毒报告病例信息,各、市县(区)疾控中心根据本辖区内的实际情况,可调查医疗机构通过中国疾病预防控制信息系统报告的所有或部分隐性梅毒病例,调查内容主要包括一般的特征资料、住院病例就诊信息和实验室检查等相关内容(表6-8),各、市县(区)可根据实际情况进行调整。

（三）其他调查

各市、县(区)疾控中心对于本辖区性病疫情出现异常波动(如某种性病大幅度增加或减少)或病例报告不符合常规等异常情况,可结合当地实际情况制订调查方案,开展性病专项调查。

注意保密

表6-7　胎传梅毒个案调查表

患儿姓名*：_____　　民族：_____族　　性别*：男　　女

出生日期*：　　年　　月　　日（如出生日期不详，年龄单位：　　岁　月　天）

患者属于*：□本县区　□本市其他县区　□本省其他地市　□外省　□港澳台　□外籍

病例分类*：□疑似病例　□确诊病例　　发病日期*：　　年　　月　　日

诊断日期*：　　年　　月　　日　　时　　分

死亡日期：　　年　　月　　日　　死因：_____

母亲姓名*：_____　　民族：___族　身份证号*：□□□□□□□□□□□□□□□□□□

出生日期*：　　年　　月　　日（如出生日期不详，实足年龄：　　）

户籍地址：___省___市___县___乡（镇、街道）_____村_____（门牌号）

现住址（详填）*：___省___市___县___（区）乡（镇、街道）_____村_____（门牌号）

母亲职业*：□学生　□教师　□保育员及保姆　□餐饮食品业　□商业服务

　　　　　□医务人员　□工人　□民工　□农民　□牧民　□渔（船）民

　　　　　□干部职员　□离退人员　□家务及待业　□其他（　　　　　）

　　　　　□不详　联系电话*：_____

母亲婚姻状况*：□未婚　□已婚　□离异或丧偶　□不详

母亲文化程度*：□文盲　□小学　□初中　□高中或中专　□大专及以上

母亲性病史：□一期梅毒　□二期梅毒　□三期梅毒　□隐性梅毒　□淋病

　　　　　□生殖道沙眼衣原体感染　□生殖器疱疹　□尖锐湿疣

　　　　　□其他_____□不详

母亲接触史：（可多选）

□注射毒品史（在您记忆中有_____人与您共用过注射器？）

□非婚异性性接触史（在您记忆中有_____人与您有过非婚性行为？）

□配偶/固定性伴阳性　□献血（浆）史　□输血/血制品史　□母亲阳性　□职业暴露史　□手术史

□其他_____（请注明）　□不详

患儿实验室检测*：梅毒化验项目：□暗视野梅毒螺旋体检查

梅毒螺旋体抗原血清学试验*：□RPR　□TRUST　滴度_____

梅毒螺旋体抗原血清学试验*：□TPPA　□TPHA　□TP-ELISA　□TP-胶体金法

　　　　　　　　　　　　□TP-免疫印迹法　□TP-化学发光法　□TP-快速检测

试验结果*：□阴性　□阳性　□弱阳性

梅毒螺旋体IgM抗体检测*：□未检测　□阴性　□阳性

续表

母亲实验室检测*：1. 梅毒化验项目：□暗视野梅毒螺旋体检查

梅毒螺旋体抗原血清学试验*：□RPR　□TRUST　滴度_____

梅毒螺旋体抗原血清学试验*：□TPPA　□TPHA　□TP-ELISA　□TP-胶体金法
　　　　　　　　　　　　□TP-免疫印迹法　□TP-化学发光法　□TP-快速检测

试验结果*：□阴性　□阳性　□弱阳性梅毒

其他检测方法：

患儿梅毒治疗情况（填写具体用药名称、剂量和疗程）*：

母亲梅毒孕期治疗情况*：□未治疗　□有治疗，但未完成疗程　□规则治疗
　　　　　　　　　　　□苄星青霉素　□普鲁卡因青霉素　□其他_____

报告医生*：　　　　科室*：　　　　填卡日期*：　　　年　　月　　日

报告单位*：　　　　联系电话*：

调查人*：

大疫情卡片编号：国家艾梅乙系统编号

孕产妇编号：□□□□□—□□□—□□□□—□□□

儿童编号：□□□□□—□□□—□□□□—□□□—□

备注：

表 6-8　浙江省隐性梅毒报告病例个案信息调查表

编号：□□□□

医疗机构名称：

所在市：　　　　县（市、区）：

一、一般情况（必填）

1. 姓名：　　　　2. 性别：□男　□女　　　　3. 年龄：　　岁

4. 职业：　　　　5. 婚姻状况：□已婚　□未婚　□离异　□丧偶　□不详

6. 病例属于：□本县区　□本市其他县　□本省其他地市　□外省　□港澳台　□外籍

7. 病例来源：□门诊（具体科室名称：　　　　　　　　　　　　　　　）

□住院部（具体科室名称：　　　　　　　　　　　　　　　　　　　）

□其他（具体名称：　　　　　　　　　　　　　　　　　　　　　　）

8. 医保性质：□新型农村合作医疗　□城镇职工医保　□城镇居民医保　□商业保险

□无医保（自费）

9. 发现方式：□门诊筛查　□孕产前筛查　□术前筛查　□体格检查

□其他（具体为：　　　　　　　　　　　　　　　　　　　　　　　）

续表

二、就诊信息（住院病例必填）

1. 就诊日期：_____年____月____日

2. 本次就诊主要原因（疾病名称）：

3. 是否有高危性行为（或梅毒病例接触史）：□有　□无　□不详

4. 是否有梅毒诊疗史：□有（具体年份：　　　年）　□无　□不详

5.（非皮肤性病科病例）住院病历是否有皮肤性病科医生会诊记录：□有　□无

6. 住院病历梅毒是否分期：□是（具体为：　　　）　□否

7. 是否进行梅毒相关治疗：□是（□苄星青霉素　□普鲁卡因青霉素　　□其他）
□否

三、本次诊断检查结果（必填）

1. 梅毒相关临床表现：□无记录　□无临床表现　□有临床表现（具体为：□硬下疳　□梅毒皮疹　□其他）

2. 梅毒螺旋体抗原血清学试验

2.1 试验方法：□TPPA　□TPHA　□TP-ELISA　□其他（具体为：　　　）□未做

2.2 试验结果：□阳性　□阴性

3. 非梅毒螺旋体抗原血清学试验

3.1 试验方法：□RPR　□TRUST　□其他（具体为：　　　）　□未做

3.2 试验结果：□阳性，滴度：　　　　　□阴性

调查单位：　　　　　　　　　　　　　　　　　调查员签名：

调查日期：_____年____月____日

第七章

综合干预与健康教育

一、综合干预

（一）高危人群

高危人群主要包括暗娼、男男同性性行为者、嫖客、性病门诊就诊者、吸毒者（尤其是通过卖淫获得毒资的吸毒者）及其他。

高危人群的有效预防应该做到针对目标人群，采取正确的措施，有足够的覆盖率。

（二）针对高危人群的性病服务内容

1. 宣传性病的预防知识（提高知晓率） 内容包括性病的病种、危害、与艾滋病的关系、临床表现，发现可疑情况及时就医的重要性，推荐规范的性病门诊。

2. 提供咨询服务 提供"一对一"的咨询服务；了解目标人群目前的状况以及存在的安全问题；发现可疑的性病症状；解释实验室检测的结果；提供目标人群疑惑问题的有关信息。

3. 发现目标人群中可疑的性病病例 在咨询服务中，目标人群自述性伴和自己的可疑症状；通过现场简单的体检、询问发现目标人群存在的可疑症状（如皮疹，生殖器部位的溃疡、赘生物或水疱等）；开展筛查，发现实验室检测阳性的可疑病例（梅毒）。

4. 性病筛查 开展梅毒血清学检测；针对 3 个月内未接受梅毒检测的目标人群开展梅毒快速检测（现场检测）。

5. 提供转介服务（规范的医疗机构） 建立提供规范服务的性病门诊；门诊医生参与现场服务；转介现场发现的可疑患者到专科门诊接受进一步的确诊和处理；通过随访评估治疗的效果。

二、健康教育

各市县（区）疾控中心动员社会组织参与，扩大健康教育覆盖面；通过多种形式在有易感染性病危险行为人群集中的场所宣传性病防治知识，倡导安全性行为，鼓励有易感染性病危险行为的人群定期到具备性病诊疗资质的医疗机构进行性病检查。开展的健康教育活动应当记录完整、规范，包括方案计划、过程性资料、活动总结和现场照片等。

医疗机构应积极开展大众和就诊人群的性病防治健康教育，为性病门诊就诊者提供健康教育处方或针对性宣传资料，提供性伴通知、安全套推广及发放健康服务包等预防服务，有健康教育资料、追踪记录和健康服务包发放记录表，记录完整，同时提供咨询检测以及其他疾病的转诊服务。

性病防控新媒体健康传播与服务平台（携手医防）是中国疾控中心性病控制中心主持开发构建的，包括管理平台、"携手医访"手机应用软件（含用户端、医生端）和小程序。该平台由全国、省、市、县四级性病防治机构参与组织管理、推广应用及数据分析利用。平台内容主要包括健康科普信息（性病、艾滋病、皮肤病）、电子干预包发放、自助风险测评、随访服务等，目的是强化警示教育等。

各级性病防治机构负责平台推广应用、操作指导、数据分析利用，审核辖区内医疗机构及医生入驻信息，并定期进行督导。市县级性病防治机构负责组织本辖区科普文章的编写，省级性病防治机构负责组织本辖区科普文章的编写、审校及信息发布。辖区内医疗机构及医生入驻率要达到一定比例。

开展性病诊疗的医疗机构确定机构内推广使用该平台的相关科室及医生（重点科室包括医疗机构的公共卫生科、皮肤性病科、泌尿科、妇产科、男科、生殖医学科、肛肠科及感染性疾病科等），审核并按要求向当地性病防治业务负责机构提交本单位及医生的入驻信息，充分利用该平台开展健康教育工作。

三、筛查

医疗机构（包括艾滋病自愿咨询检测机构和社区药物维持治疗门诊）应对入住院患者、术前患者、健康体检者、孕产妇及其他相关检查患者进行梅毒血清筛查（包括非梅毒螺旋体血清学试验、梅毒螺旋体血清学试验），对检测中发现的梅毒阳性患者，应告知其到具备性病诊疗资质的科室或医疗卫生机构就诊。疾控中心对辖区内暗娼和男性同性性行为者等高危人群提供梅毒的咨询及主动检测,及时反馈检测结果并对阳性结果者进行及时有效的转介。按季度对筛查人群进行汇总,填写梅毒筛查调查表并上报结果。

四、转诊与会诊

医疗卫生保健机构对住院患者、术前患者、健康体检者、孕产妇及做其他相关检查的患者中发现的梅毒血清筛查(包括非梅毒螺旋体血清学试验、梅毒螺旋体血清学试验)阳性者,如果不能做出明确诊断,或接诊医生不具备梅毒诊断能力,应转诊到本单位皮肤性病科或其他具备诊断能力和实验室检测条件的医疗机构(包括皮肤性病防治专业机构),或邀请本单位、其他单位皮肤性病专业医生会诊,由接转诊或会诊医生通过详细询问性接触史、既往梅毒诊疗史、体格检查或进一步的实验室检查,明确诊断,确定是否符合梅毒报告标准,对于符合报告标准的病例进行上报,不符合者则不上报。转诊和会诊均需要填写转诊单和会诊单。转诊单和会诊单一式二联,一联由提出转诊和会诊的单位或科室保存,另一联由接转诊和参加会诊的单位或科室保存。

对于转诊病例,由接转诊的医生在明确诊断并确定需要报告时,填写《传染病报告卡》进行病例报告,并在报告卡备注栏目中填写接受哪个科室或医疗机构的转诊病例。原接诊医生不报告病例。如果转诊是转到其他医疗机构或科室进行性病相关治疗,而不是为了明确诊断,则在转诊单上必须写明是为了转诊治疗,该病例已明确诊断,已报告病例。接转诊治疗的医生不再进行病例报告。

在会诊时,会诊医生如诊断梅毒,必须明确提出梅毒诊断的临床分期(如一期梅毒、二期梅毒、三期梅毒、胎传梅毒或隐性梅毒),不能笼统诊断为梅毒,并提出是否需要进行病例报告。会诊要有详细的会诊记录,内容包括病史(如性接触史、性伴或配偶感染史、既往性病或梅毒诊疗史等)、体格检查、实验室检测结果、诊断等信息。对于会诊病例,在明确诊断并确定需要报告后,由原接诊医生填写《传染病报告卡》进行病例报告,并在报告卡备注栏目中填写由哪个科室及医生会诊后做出的诊断。参加会诊的医生不报告病例。

医疗机构要根据本单位实际情况制定具有可操作的梅毒转诊和会诊详细流程,明确相关科室与医生的职责和分工,按照《关于进一步规范性病转诊会诊工作的通知》(浙皮函〔2019〕4号)文件要求执行。

性病规范化诊疗服务转诊单模板

_____单位或科室：

　　兹转介_____患者前来贵单位(科室)就诊，请予以接诊为感！

　　转诊目的：①明确诊断

　　　　　　　②规范治疗

　　转诊医生：

　　单位或科室：

　　转诊时间：

性病规范化诊疗服务会诊单模板

申请会诊科室：××科

主治医师：张三

申请会诊时间：×年×月×日×时×分

会诊意见：内容包括流行病学史、临床表现、实验室检查结果、既往诊疗史、配偶/性病
　　　　感染情况、诊断名称。

　　处理意见：

1. 配偶/性伴到×××科查梅毒

2. 梅毒病例分类　□首诊　□复诊　□复发　□再感染病例

3. 传染病病例报告　□需要报告　□不需要报告

4. 处理方案　按照国家有关要求，写明推荐治疗方案和随访建议。

　　　　　　　　　　　　　××科李四　　×年×月×日×时×分

第八章

人 员 培 训

一、培训目的

1. 提高从事性病诊疗相关业务人员的诊疗能力,提升性病诊疗机构的服务水平,不断规范全省性病诊疗服务工作。

2. 逐步完善性病规范化诊疗服务培训体系,建立培训长效机制,确保培训工作的实效性与针对性,为全省推进性病规范化诊疗服务工作奠定基础。

二、培训原则

1. 统筹培训规划,分级分类指导,建立长效机制。

2. 突出防治结合,注重培训实效,确保培训质量。

三、培训指标

1. 全省开展性病诊疗业务的医疗机构,从事性病诊断治疗、实验室检测和预防控制工作的专业人员中,至少各有一名参加了省级或市级性病规范化诊疗服务培训。

2. 开展性病诊疗业务的医疗机构,每年至少两次组织院内各相关科室医务人员开展性病规范化诊疗服务培训两次。

3. 各级疾病预防控制机构按全省公共卫生工作任务书要求完成性病培训工作任务。

四、培训对象

1. 省级 ①省级医疗机构从事性病诊断治疗、实验室检测和预防控制工作的专业人员;②各市性病规范化诊疗服务培训工作师资;③各市、县(市、区)疾病预防控制机构从事性病预防控制和实验室管理的专业人员。

2. **市级** 辖区内市级、县区级和乡镇医疗卫生机构从事性病诊断治疗、实验室检测和预防控制工作的专业人员。

五、培训方式

采用集中教学、小组讨论、案例分析和现场操作等形式。

六、培训大纲

（一）性病诊断治疗

1. **培训内容** 性病流行趋势、防控策略与政策法规；性病临床服务在性病防控工作中的作用；各种性病的病因、发病机制、临床表现、诊断与鉴别诊断、治疗和预防；询问病史和体格检查技能；性病规范化诊疗服务工作内容与要求；常用性病治疗药物及临床应用和注意事项；性病实验室检测方法和实验室质量管理工作要求等。

2. **课程设置** 课程共分 11 个单元，12 学时（1.5 日），见表 8-1。

表 8-1 性病诊断治疗专业人员培训课程设置表

教学内容	时间
第一单元:性病流行趋势、防控策略与政策法规	1 学时
第二单元:梅毒的诊断与治疗	2 学时
第三单元:淋病的诊断与治疗	1 学时
第四单元:生殖道沙眼衣原体感染的诊断与治疗	1 学时
第五单元:尖锐湿疣的诊断与治疗	1 学时
第六单元:生殖器疱疹的诊断与治疗	1 学时
第七单元:生殖道支原体感染的诊断与治疗	1 学时
第八单元:阴道毛滴虫病、生殖器念珠菌病、细菌性阴道病等的诊断和治疗	1 学时
第九单元:病史询问和体格检查	1 学时
第十单元:性病规范化诊疗服务工作内容与要求	1 学时
第十一单元:常用性病实验室检测方法	1 学时

（二）性病实验室检测

1. 培训内容　性病流行趋势、防控策略与政策法规；性病实验室检测在性病防治工作中的作用；常见性病的临床知识与实验室取材方法；各种性病的实验室诊断技术、检测策略、检测结果的解释及临床应用；性病实验室的质量管理要求；性病病原体的耐药监测等。

2. 课程设置　课程共分11个单元，12学时（1.5日），见表8-2。

表8-2　性病实验室检测专业人员培训课程设置表

教学内容	时间
第一单元：性病流行趋势、防控策略与政策法规	1学时
第二单元：标本采集及处理	1学时
第三单元：梅毒实验室检测及临床应用	2学时
第四单元：淋病实验室检测及临床应用	1学时
第五单元：生殖道沙眼衣原体感染实验室检测及临床应用	1学时
第六单元：生殖器疱疹实验室检测及临床应用	1学时
第七单元：尖锐湿疣实验室检测及临床应用	1学时
第八单元：其他常见生殖道感染性疾病实验室检测	1学时
第九单元：实验室检测的质量控制和质量管理	1学时
第十单元：常见性病的诊断标准	1学时
第十一单元：淋球菌耐药监测工作	1学时

（三）性病预防控制

1. 培训内容　性病流行趋势、防控策略与政策法规；性病防治工作相关政策与法规；性病监测概述、性病监测系统的建立与组成；性病监测病种与病例定义；性病疫情报告与管理；性病患病率及危险因素监测调查；抗菌药物耐药性监测；专题调查与相关资料收集；监测数据的质量保证、监测的督导与评估、监测数据的分析、监测报告的撰写；性病疫情监测相关的临床知识与实验室知识；相关统计软件使用等。

2. 课程设置　课程共分10个单元，12学时（1.5日），见表8-3。

表8-3 性病预防控制专业人员培训课程设置表

教学内容	时间
第一单元:性病流行趋势、防控策略与政策法规	1学时
第二单元:监测性病病种的诊断标准与报告要求	2学时
第三单元:监测数据的质量保证	2学时
第四单元:监测的督导与评估	1学时
第五单元:监测数据的分析(统计软件使用)	1学时
第六单元:监测报告的撰写与资料利用	1学时
第七单元:抗菌药物耐药性监测	1学时
第八单元:专题调查与相关资料收集	1学时
第九单元:性病规范化诊疗服务工作内容与要求	1学时
第十单元:常用性病实验室检测方法	1学时

七、培训材料

培训材料由省皮肤病防治研究所与省性病诊治质控中心统一提供,主要内容包括:《性病防治管理办法》《浙江省性病防治管理办法实施细则》《性传播疾病实验室诊断指南》《性传播疾病临床诊疗与防治指南》和5种性病的诊断标准等。

八、培训考核

1. 培训结束后,对学员进行书面考核。考核题目从浙江省皮肤病防治研究所与浙江省性病诊治质量控制中心联合建立的考试题库中随机抽取。考卷满分100分,80分及以上者视为合格。

2. 从事性病实验室检测的专业人员另需进行现场操作考核。

九、培训证书

1. 根据《性病防治管理办法》和《浙江省性病防治管理办法实施细则》对从事性病诊断治疗、实验室检测和预防控制工作专业人员岗位培训的要求,经培训考核合格者,由举办单位发放省皮肤病防治研究所和省性病诊治质量控制中心统一制作的培训合格证书,有效期3年。

2. 培训合格证书将作为下一步医疗机构创优达标和年度工作综合考核的依据。

十、组织实施

1. 省级培训在省级卫生行政部门的主管下,由省皮肤病防治研究所与省性病诊治质控中心组织实施。

2. 市级培训在市级卫生行政部门的主管下,由各市疾控中心组织实施。

十一、督导与评估

1. 省皮肤病防治研究所每年组织对各市性病规范化诊疗服务培训工作进行督导与评估。重点督导培训率、培训质量以及是否按培训方案规范开展培训工作等情况,并通报督导与评估结果。

2. 市级性病预防控制机构负责对辖区内性病规范化诊疗服务培训工作进行自评,将结果及时上报省皮肤病防治研究所和同级卫生行政部门,并反馈给辖区内相关医疗卫生机构。

第九章

督导与考核

一、日常督导

1. 督导对象　性病防控机构和相关医疗机构。

2. 督导内容　各地是否能够严格按照有关文件要求，开展性病防控工作；性病病例的报告（漏报、重报、准确性）、管理和监测；性病实验室管理；性病培训情况；性病综合干预；性病防治管理信息系统工作；梅毒规范化诊疗、医疗机构性病防治能力建设、监督和管理等情况。

3. 督导要求　根据开展的督导内容制定督导计划，合理安排时间；总结督导的经验，及时发现和解决问题；形成督导总结。

二、年度考核

1. 考核对象　各市疾控机构、抽查的县（市、区）疾控机构和医疗机构。

2. 考核内容　具体内容参照每年浙江省公共卫生任务书。

3. 考核要求　各级疾病预防控制机构按年度考核文件要求充分准备，进行自查评估，撰写自查评估小结并上交上级性病预防机构；考核时间合理安排；考核后，根据形成的督导报告，总结经验和问题，及时解决存在的问题，促进性病防治工作正常、有序开展。省级对市级、市级对县区级的考核督查覆盖率达100%；县区级对各性病诊疗机构的考核督查覆盖率达98%以上。

三、其他专项督导

根据中国疾病预防控制中心性病控制中心、省皮肤病防治研究所的文件要求开展专项调查和督导（表9-1、表9-2）。

表9-1　医疗机构防保科现场督导记录表

医疗机构名称			
科室名称与联系人			
医疗机构所在地区	市　　　　县(市、区)		
督导组成员			
督导日期	年　　月　　日		

督导内容	督导方法	检查清单	检查记录
一、疫情管理人员、职责与业务知识	人员访谈与现场观察	1. 是否有专人负责疫情报告	①有　②无
		2. 职责是否明确	①是　②否
		3. 是否参加过性病疫情管理、诊断标准与报告要求的培训班	①是　②否
		4. 是否知道性病报告病种,哪几种	①是　②否
		5. 是否知道梅毒分期、分类	①是　②否
		6. 疫情网络直报人员是否了解与掌握性病病例分类要求(梅毒、淋病、衣原体感染、尖锐湿疣、生殖器疱疹)	①是　②否
		7. 是否备有当地分发的性病诊断标准与报告要求技术材料	①是　②否
二、疫情管理组织和制度的建设与落实	人员访谈与现场观察;检查是否有相关制度,或制度中包含这些内容	1. 传染病报告卡收集、网络录入制度	①有　②无
		2. 传染病报告卡质量检查制度	①有　②无
		3. 传染病疫情登记簿登记制度	①有　②无
		4. 传染病报告卡与疫情登记簿保管制度	①有　②无
		5. 疫情自查与补报制度	①有　②无
		6. 疫情报告奖罚制度	①有　②无
		7. 记录奖罚的内容	①有　②无
		8. 与临床科室、实验室沟通制度	①有　②无
三、传染病报告卡使用与存档	人员访谈与现场观察	1. 是否使用《传染病报告卡》进行病例报告	①是　②否
		2. 纸质《传染病报告卡》是否存档	①是　②否

续表

四、报告卡质量审核检查	人员访谈与查看记录（抽查20张报告卡）	1. 是否对《传染病报告卡》开展质量审核检查	①是　②否
		2. 报告卡质量审核检查内容是什么	①是　②否
		3. 质量审核检查发现的问题是否处理	①是　②否
五、报告卡收卡与网络录入	人员访谈与检查报告卡（至少检查20张报告卡；如检查期内报告卡不足20张者，则全查）	1. 每个工作日报告卡收集的时间	
		2. 每个工作日报告卡网络录入时间	
		3. 报告卡报告及时率（及时：诊断时间与网络录入时间之差在24h内）	检查数： 及时数：
		4. 网络报告病例信息与原始报告卡信息一致率（网报信息各项内容与原始报告卡信息完全一致；应注意年龄录入错误）	及时数： 一致数：
六、报告卡填写的质量	检查报告卡（至少检查20张报告卡；如检查期内报告卡不足20张，则全查）	1. 报告卡填写完整率（完整：报告卡上各项目填写均完整，无一个漏项）	检查数： 完整数：
		2. 报告卡病例诊断分类填写正确率（病例诊断分类正确：按照国家规定的病例标准进行诊断分类。无诊断分类错误；诊断分类只能唯一，无多项分类）	检查数： 正确数：
七、疫情登记簿的登记	查看记录（至少检查20张报告卡；如检查期内报告卡不足20张，则全查）	1. 是否设立传染病疫情登记簿的登记	①是　②否
		2. 疫情登记簿信息与原始报告卡信息一致率（《传染病疫情登记簿》的病例信息各项内容与报告卡信息内容完全一致）	检查数： 一致数：
八、疫情自查	人员访谈与检查自查记录	1. 疫情自查时间及频度	
		2. 有无疫情自查记录	①有　②无
		3. 有无疫情自查问题的处理	①有　②无

续表

九、报告卡与疫情登记簿档案管理	人员访谈与现场观察	1. 是否有专人管理	①是 ②否
		2. 报告卡、疫情登记簿保存时限是否符合要求	①是 ②否
		3. 资料存放是否做到专柜、分类、防火、防虫鼠、防潮、防霉、保密等	①是 ②否
十、网络电脑、用户名与密码管理	人员访谈与电脑设备检查	1. 是否有电脑及宽带上网	①是 ②否
		2. 是否有专人管理疫情上网电脑，安装杀毒、防木马软件	①是 ②否
		3. 上网用户名与密码是否专人管理	①是 ②否
十一、工作亮点			

表9-2 医疗机构性病相关诊室现场督导记录

医疗机构名称	
科室名称与联系人	
医疗机构所在地区	市 县(市、区)
督导组成员	
督导日期	年 月 日

注：①相关诊室指可能提供性病诊疗服务的有关诊室，包括皮肤性病科、妇产科、泌尿科等；②督导时请注意收集原始样表或复印件；现场检查时，请随时照相记录。

督导内容	督导方法	检查清单	检查记录
一、科室疫情报告人员与职责	人员访谈与现场观察	1. 是否有兼职负责传染病报告的工作人员	①有 ②无
		2. 职责是否明确	①是 ②否
二、疫情报告相关制度（或制度包含如下内容）	人员访谈、现场观察、查阅相关制度文件	1. 门诊日志登记与管理制度	①有 ②无
		2. 首诊医生负责制度	①有 ②无
		3. 疫情报告奖罚制度	①有 ②无

续表

		记录具体奖罚措施：	
		4. 上岗培训与复训制度：	①有　②无
		记录上岗培训时间、复训频度与内容：	
		5. 报告卡接收与管理制度	①有　②无
		6. 转诊与会诊制度	①有　②无
		7. 与检验科、防保科沟通制度	①有　②无
三、性病专业培训情况	人员访谈、查阅培训记录或证书	1. 本科室的医生人数（人）	
		2. 近5年参加过性病诊疗与疫情报告培训的人数	
		3. 培训比例（参与培训者占科室人员比例）	
		4. 查看与记录参加的时间、地点、培训班名称或证书、培训级别（国家级、省级、地市级、县区级、专门进修、本院讲座）	
四、性病病例门诊日志HIS登记情况	人员访谈、查阅记录	1. 是否使用纸质版门诊日志对病例进行登记	①是　②否
		2. 查看门诊日志记录内容：	①有　②无
		有无初诊/复诊	①是　②否
		梅毒诊断病名是否分期	①有　②无
		有无主要症状体征	①有　②无
		有无实验室结果	①是　②否
		3. 是否使用医院信息系统（HIS）登记	①是　②否
		4. HIS中的梅毒病名是否分期	
		5. 查看HIS中各种性病实验室检测方法名称是否规范，记录结果	
		HIS中，梅毒检测方法名称	
		HIS中，衣原体检测方法名称	
		6. 抽查20~30张性病报告卡：报告病例《传染病报告卡》内容是否与门诊记录一致	

续表

		梅毒报告卡抽查数	
		梅毒报告卡符合数	
		梅毒报告卡符合比例(%)	
		淋病报告卡抽查数	
		淋病报告卡符合数	
		淋病报告卡符合比例(%)	
五、性病转诊与会诊情况	人员访谈,查阅记录,查阅实物	1. 是否有性病转诊(非皮肤性病科室查出的梅毒血清阳性是否转诊)	①是　②否
		2. 是否有性病会诊(非皮肤性病科室查出的梅毒血清阳性是否会诊)	①是　②否
		3. 是否参加会诊(皮肤科医生是否参加其他科梅毒会诊)	①是　②否
		4. 是否有转诊与会诊流程(查看流程)	①是　②否
六、相关医生对性病诊断报告标准掌握情况	人员访谈,查阅实物	1. 是否备有当地分发的性病诊断报告标准技术材料(折页或手册等)	①是　②否
		2. 医生是否知道报告的性病病种	①是　②否
		3. 访谈医生下面情况的病例是否报告	①报告②不报告
		在其他医院已诊断和治疗过的病例,来本院就诊	①报告②不报告
		本年度已诊断的梅毒病例,复查时梅毒血清化验仍为阳性	①报告②不报告
		在其他医院梅毒血清检测阳性,本医院检测仍为阳性	①报告②不报告
		在本院上一年诊断为梅毒,本年度复诊,梅毒检测仍阳性	①报告②不报告

续表

		上一年在其他医院诊断为梅毒，本年度来本院检测，梅毒检测阳性	①报告 ②不报告
		4. 假设接诊的一名患者，在3个月前有生殖器溃疡史，不痛不痒，1周后自行愈合；现在就诊时，无任何临床表现，但梅毒血清学化验，RPR阳性，TPPA阳性，该病例应诊断和报告为什么病例	①一期梅毒 ②二期梅毒 ③三期梅毒 ④隐性梅毒
		5. 在诊断性病后，谁填写《传染病报告卡》	①本人 ②其他人(护士、进修生、学生)

七、相关医生对性病实验室检测方法掌握情况

梅毒(定性定量)	记录医生回答的检测方法：
淋病	记录医生回答的检测方法：
生殖道沙眼衣原体感染	记录医生回答的检测方法：

八、医生对梅毒分期掌握情况：询问医生问题(病史、临床特征、实验室检测)，记录医生回答

临床期别	病史	临床特征	实验室检测	掌握情况
一期梅毒				①全部掌握 ②基本掌握 ③未掌握
二期梅毒				①全部掌握 ②基本掌握 ③未掌握
三期梅毒				①全部掌握 ②基本掌握 ③未掌握
隐性梅毒				①全部掌握 ②基本掌握 ③未掌握
胎传梅毒				①全部掌握 ②基本掌握 ③未掌握

九、梅毒报告病例诊断报告的准确性情况检查(核对门诊日志、住院病历、会诊记录等)

梅毒	核查数病例数	临床表现符合数	分期正确率
一期梅毒			
二期梅毒			
三期梅毒			

续表

隐性梅毒			
胎传梅毒			

十、漏报与重报病例检查（梅毒、淋病、衣原体感染、尖锐湿疣、生殖器疱疹）

病种	网络报告数	应报告数	已报告数	漏报数	复诊报告数	同名病例报告数

第十章

性病防治管理信息系统

一、概况

2011 年中国疾病预防控制中心性病控制中心开始筹建性病防治管理信息系统，经过软件开发、预试用及功能完善，2013 年 7 月正式启用。该系统主要实现信息共享，以及逐级填报、分类汇总、分层管理等数据、文件的管理功能，建立科学、规范、高效的性病防治信息化管理。我省于 2013 年 9 月启用该系统。

二、填报内容及填报时间

性病防治管理信息系统填报内容及填报时间详见表 10-1。

表 10-1　系统填报内容及填报时间

模块	项目	内容说明	截止日期[a]
重要通知	系统的操作手册、课件及通知	可下载学习	—
修改密码	修改密码	可联系上级系统管理员初始化密码	—
基本信息	联系信息	填写正确的机构信息	次年 1 月 10 日
	人力资源及能力建设情况	填报人员信息	次年 1 月 10 日
		填报参加会议和培训信息	次年 1 月 10 日
	组织会议与培训	填报会议与培训	次年 1 月 10 日
	组织督导活动	填报督导活动	次年 1 月 10 日
	制定政策/技术性文件	填报政策/技术性文件	次年 1 月 10 日
	年度总结报告	上传年度总结报告	次年 1 月 10 日

续表

模块	项目	内容说明	截止日期 a
性病监测 b	性病病例准确性核查	个案导入（各监测点提供数据）	各监测点按季度上报
		汇总表录入（包括先天梅毒和后天梅毒录入）	次年 1 月 10 日
	隐性梅毒报告卡填写核查	隐性梅毒报告卡科室分布录入和核查数据录入	次年 1 月 10 日
	漏报调查录入	漏报调查录入	次年 1 月 10 日
	现有性病检测相关资料收集	筛查 / 检测资料	次年 1 月 10 日
	疫情分析报告	上传性病疫情报告	次年 1 月 10 日，年度疫情分析 2 月底
规范化诊疗服务 c	梅毒筛查调查表录入	门诊梅毒筛查	季度填报，截止日期分别为 4 月 25 日、7 月 25 日、10 月 25 日、1 月 10 日
	早期梅毒处方用药规范调查	开展专项调查时填写	
	梅毒规范化医疗服务达标	开展专项调查时填写	
性病综合干预	宣传活动	有开展可填写	次年 1 月 10 日
	不同人群梅毒预防知识知晓率	有开展可填写	次年 1 月 10 日
	针对高危人群的性病预防服务	有开展可填写	次年 1 月 10 日
实验室管理	实验室质控	性病实验室室间质量评价	填报、提交的截止日期均为本年度 5 月 31 日，质控结果反馈查询日期为本年度的 9 月 1 日起
		梅毒血清学检测实验室能力验证	参与情况和考核结果填报、审核截止日期均为本年度 12 月 31 日
		淋球菌耐药监测点资料	上报时间另行通知

注：a. 过期填报系统自动判断为下一季度（年）数据。b. 提交后，省级用户审核，审核通过后不可修改；如有问题，请及时联系省级用户。c. 提交后，填报人可修改，时间为 1 个月。省级用户只能审核而不能修改。

三、填写注意事项

使用 google 浏览器填写时系统较为稳定且速度较快。

数据录入前先用 Excel 备份一下（当数据较多时，分几部分录入保存），防止系统不稳定造成重复工作。

数据填写后，再核查数据是否填写完整和正确，若数据有误，及时进行订正。审核通过后的数据如需修改，可联系省级管理员退回后订正、上报。

导入数据前要先在系统相应模块下载模板，按照模版填写后导入；如要删除相应模块的全部上传数据，只需在修改模块直接点击提交就可删除。

第十一章

常见问题解答

1. 尖锐湿疣报告分临床诊断病例和确诊病例,诊断要求符合哪些条件?

答:尖锐湿疣的临床诊断病例要符合流行病学史结合临床表现,如生殖器、肛门部位赘生物损害;确诊病例诊断依据是在临床诊断病例的基础上结合实验室检查结果,如组织病理学检查阳性或 HPV DNA 检测阳性。

2. 生殖器疱疹报告分临床诊断病例和确诊病例,诊断要求符合哪些条件?

答:生殖器疱疹的临床诊断病例要符合流行病学史结合临床表现,如肛门生殖器部位的水疱、糜烂、溃疡、结痂等;确诊病例诊断依据是在临床诊断病例的基础上结合实验室检查结果,如细胞学检查阳性,或单纯疱疹病毒抗原检测阳性,或单纯疱疹病毒培养阳性。

3. 如何避免梅毒的重报?

答:对于复诊病例,医生通过询问病史避免重报;医疗机构防保科可通过查询历年报告卡,避免院内重报;性病防治机构可通过中国疾病预防控制信息系统设置的字段和 / 或其他软件进行查重,避免地区内重报。当然,若患者既往诊疗史不明确,则按新发病例进行上报。

4. 淋球菌培养有外送的医疗机构,阳性率低,如何调查漏报?

答:医疗卫生机构外送第三方检测的,对方应是正规的检测机构;同时,严格按照标本采集和送检流程要求进行操作;调查是否漏报则结合临床诊疗记录以及实验室检查记录进行综合判断。

5. 有性病诊疗资质的医院,未设置性病相关门诊,医院已对全部医生进行性病培训,是否需要转诊?

答:浙江省皮肤病防治研究所 2017 年 12 月 13 日印发《浙江省性病规范化诊疗服务培训方案》(浙皮〔2017〕50 号),明确了省、市两级对从事性病诊断治疗、实验室检测和预防控制工作专业人员岗位培训的要求,经培训考核合格者,由举办单位发放由省皮肤病防治研究所和省性病诊治质量控制中心统一制作的培训合格证书(有效期3年),此证作为具备性病诊疗服务资质的依据。有性病诊疗资质的医院,具备性病诊疗服务资质的人员不需要进行病例转诊。

6. 性病诊疗机构是否需要同时开展5种性病的监测?

答:性病诊疗机构应开展5种性病的监测工作;无诊疗条件或资质的医疗卫生机构,则须进行病例转诊以进一步排查。

7. 性病相关临床症状和实验室检查结果是否一定要在传染病报告卡上备注?

答:为确保性病病例报告的准确性(尤其是梅毒分期),应尽可能将患者的实验室检查结果和临床表现在传染病报告卡上备注。

8. 在进行漏报或诊断符合率调查时,发现存在漏报、错报怎么办?

答:漏报的病例及时进行补报;错报的病例及时进行订正或删除。

9. 无生母临床信息的患儿,如何鉴定胎传梅毒? 什么样的情况需要报告,什么样的情况不需要报告?

答:目前,我省的胎传梅毒病例诊断和报告主要根据《梅毒诊断(WS 273—2018)》和全省消除艾滋病、梅毒和乙肝母婴传播工作有关要求进行。

梅毒感染孕产妇所生儿童符合下列任何一项,可诊断为胎传梅毒,需要报告:①儿童的皮肤黏膜损害或组织标本暗视野显微镜(或镀银染色)检测到梅毒螺旋体;②梅毒螺旋体IgM抗体检测阳性;③出生时非梅毒螺旋体抗原血清学试验定量检测结果阳性,滴度≥母亲分娩前滴度的4倍,且梅毒螺旋体抗原血清学试验结果阳性;④出生时不能诊断胎传梅毒的儿童,任何一次随访过程中非梅毒螺旋体抗原血清学试验由阴转阳或滴度上升且梅毒螺旋体抗原血清学试验阳性;⑤18月龄前不能诊断胎传梅毒的儿童,18月龄后梅毒螺旋体抗原血清学试验仍呈阳性(若抗体来自母体,非梅毒螺旋体抗体一般在患儿出生后6个月转阴,梅毒螺旋体抗体一般在患儿出生后15个月转阴)。

10. 具备诊疗资质的乡镇医疗单位/私营医院性病报告数量较少(每年报告病例10个左右),是否允许报告?

答:具备性病诊疗资质的单位,病例符合病例报告要求就需要报告。省里反馈报告较少的单位是希望可以查找这些机构报告病例较少的原因,同时确认这些机构有没有诊疗资质,有无相关实验室检查,有无漏报。

11. 年长患者梅毒筛查双阳性,但无任何症状,需不需要报告隐性梅毒?

答:按全省性病病例报告规范要求,查出梅毒双阳性的,要结合患者流行病学史、临床表现进行诊断和报告,若患者有既往诊疗史,则不需报告。需要注意的是,对于否认流行病学史且无临床症状的老年患者,要排查可能的假阳性因素后,再考虑是否进行病例报告。

12. 基层卫生院检测发现梅毒血清学双阳病例,根据临床判为隐性梅毒,需要直接报告还是转诊上级医院后由接诊医院报告?

答:基层卫生院若有诊疗条件,医生有诊疗资质(近3年参加过省、市或县性病培训并取得培训合格证书),病例符合报告标准,则可直接进行梅毒病例报告;若不具备诊疗条件,则不需要报告病例,而是转诊到其他有诊疗资质的医疗卫生机构进一步排查,并做好相关转诊记录。

13. 非性病诊疗机构委托外单位开展实验室检测,如发现阳性病例,能否以该医疗机构的名义报告病例?

答:非性病诊疗机构原则上不进行性病病例报告,而是转诊到有性病诊疗资质的医疗卫生机构进一步确诊和治疗。

14. 部分医院梅毒诊断分期由临床医生直接勾选(电子病历中无临床表现栏目),导致梅毒报告分期的随意性问题如何解决?

答:加强对临床医生梅毒诊断和报告病例标准的培训;在传染病报告卡中备注各期各类梅毒的主要临床表现和实验室检测结果;网络直报时防保科要严格把关,当好守门员的角色。

15. PCR开展后大幅增加了性病的报告病例数,从而影响了当地的传染病疫情数据,怎么办?

答:PCR检测是性病实验室诊断的方法之一,敏感性较以往的常规检测方法高,可能对当地的淋病、生殖道沙眼衣原体感染等性病的疫情带来一定的影响。由于PCR检测结果可作为病例诊断的依据,因此,对于符合诊断和报告标准的性病病例,应按要求进行病例诊断和报告;同时,应结合当地实际情况,开展性病疫情异常增高的影响因素分析,对当地的疫情数据进行客观分析,而不能盲目地完全归因于检测方法改变带来的影响。

16. 对于性病(梅毒)病例院间流动(非转诊)的再报告问题,怎么规范化才能避免漏报和重报?

答:医疗机构(或医共体)内部应建立规范的性病会诊和转诊制度,各科室/部门应严格遵守,贯彻落实,做好患者就诊信息共享,并做好会诊或转诊单的填报工作；同时，疫情报告管理科室（防保科、公共卫生科等）应发挥好"守门员"角色，每天及时开展病例查漏和查重工作，避免性病病例的漏报和重报现象的发生。

17. 患者既往在老家诊治过梅毒，本次来某医院要求验血复查，这类患者是否需要报告？

答：按照浙江省性病病例报告规范要求，符合梅毒诊断标准和报告要求的应进行病例报告，否则不需要报告病例；有明确既往诊疗史的，不进行病例报告，在传染病报告卡备注相关诊疗信息即可。

18. 在外科、妇科筛查出梅毒的患者必须转介或转诊吗，参加过性病培训有合格证的医生能自行诊治吗？

答：不具备开展性病诊疗资质的科室或临床医生，对于筛查出的梅毒患者，应当及时转诊至具备性病诊疗资质的科室进一步确诊；性病诊疗单位对于在外科、妇科筛查出的梅毒患者，建议转至皮肤性病科进一步确诊和治疗，参加过省性病培训并考核合格的医生则也可自行开展规范诊治。

19. 医疗机构防保科主管人员（专职疫情管理和报告人，称 A 岗）因生育、患病等原因交由替代人员（B 岗）对医师报告的性病病例进行审核并上报，如何避免 B 岗因未能很好地掌握报告标准而出现审核、上报不规范的问题？

答：做好岗位交接和培训工作，B 岗人员上岗前应接受性病诊断标准和报告要求的相关专业培训，掌握报告标准及相关的文件要求，进行严格审核、规范上报。

20. 有性病诊疗资质的医疗机构，未配备苄星青霉素或普鲁卡因青霉素，是否可以开展梅毒诊治？

答：苄星青霉素和普鲁卡因青霉素是治疗梅毒的基本药物，建议医院采购苄星青霉素，确保梅毒病例的规范治疗。2016 年浙江省下发《浙江省卫生计生委办公室关于加强抗菌药物临床应用分级管理工作的通知》（浙卫办医政〔2016〕1 号），明确了青霉素 G 和苄星青霉素可不计入规定的抗菌药物品种内。

21. 性病实验室需要具备哪些基本条件？

性病实验室必须开展基本的性病诊疗项目：梅毒螺旋体血清学试验和非梅毒螺旋体血清学试验，淋病涂片镜检、淋球菌培养，沙眼衣原体抗原检测。实验室检测人员还需参加省、市或县级的专业培训，且 3 年需复训 1 次。

22. 梅毒职业暴露怎么处理？

发生职业暴露时，严格按照现场所在单位的院感工作要求进行职业暴露处置。在紧急局部处理后,抽取被暴露医务人员静脉血做梅毒血清学检查(包括梅毒螺旋体血清学试验和非梅毒螺旋体血清学试验),同时,查验暴露源(患者)的临床资料(包括血液检验情况、梅毒诊疗史等),并做好相关记录和资料的存档;可根据暴露源具体情况考虑是否进行一个疗程的梅毒预防性治疗。

附录1 性病防治管理办法

第一章 总 则

第一条 为预防、控制性病的传播流行,保护人体健康,根据《中华人民共和国传染病防治法》(以下简称《传染病防治法》)和《艾滋病防治条例》有关规定,制定本办法。

第二条 性病是以性接触为主要传播途径的疾病。本办法所称性病包括以下几类:

(一)《传染病防治法》规定的乙类传染病中的梅毒和淋病;

(二)生殖道沙眼衣原体感染、尖锐湿疣、生殖器疱疹;

(三)卫生部根据疾病危害程度、流行情况等因素,确定需要管理的其他性病。艾滋病防治管理工作依照《艾滋病防治条例》的有关规定执行。

第三条 性病防治坚持预防为主、防治结合的方针,遵循依法防治、科学管理、分级负责、专业指导、部门合作、社会参与的原则。

第四条 性病防治工作与艾滋病防治工作相结合,将性病防治工作纳入各级艾滋病防治工作协调机制,整合防治资源,实行性病艾滋病综合防治。

第五条 卫生部负责全国性病防治工作。根据需要制定国家性病防治规划;确定需要管理的性病目录,决定并公布需要列入乙类、丙类传染病管理的性病病种。

县级以上地方卫生行政部门负责本行政区域内性病防治工作,依照本办法和国家性病防治规划,结合当地性病流行情况和防治需求,制定并组织实施本行政区域性病防治计划。

卫生行政部门应当在同级人民政府的领导下,建立和完善性病防治管理和服务体系,将性病防治工作逐步纳入基本公共卫生服务内容;加强性病防治队伍建设,负责安排性病防治所需经费,组织开展性病防治工作。

第六条 卫生行政部门应当鼓励和支持社会组织参与性病防治工作,开展宣传教育、行为干预、心理支持和社会关怀等活动。

鼓励和支持医疗卫生、科研等相关机构开展性病防治工作研究和学术交流,参加性病防治公益活动。

第七条 医学院校、医务人员培训机构和医学考试机构,应当将性病防治政策和知识等纳入医学院校教育、住院医师培训、继续教育等各类培训以及医学考试的内容。

第八条 任何单位和个人不得歧视性病患者及其家属。性病患者就医、入学、就业、婚育等合法权益受法律保护。

第二章 机构和人员

第九条 卫生行政部门应当根据当地性病防治工作需求,指定承担性病防治任务的疾病预防控制机构,合理规划开展性病诊疗业务的医疗机构。

第十条 中国疾病预防控制中心在性病防治中的职责是:

(一)协助卫生部制定全国性病防治规划;

(二)指导全国性病防治工作,开展性病监测、疫情分析及管理、培训督导、防治效果评估等工作;

(三)组织制定和完善性病实验室检测等技术规范,开展性病实验室质量管理,定期开展性病诊断试剂临床应用质量评价。

第十一条 省级、设区的市和县级疾病预防控制机构在性病防治中的职责是:

(一)组织有关机构和专家,协助同级卫生行政部门制定本行政区域性病防治计划,开展性病的监测、流行病学调查、疫情分析及管理、培训督导等工作;

(二)组织并指导下级疾病预防控制机构和社会组织开展性病防治宣传教育、有易感染性病危险行为的人群干预工作;

(三)组织开展本行政区域性病实验室质量管理。

第十二条 医疗机构应当积极提供性病诊疗服务,方便患者就医。

医疗机构开展性病诊疗业务应当取得与性传播疾病诊疗相关的诊疗科目,确定相应科室,并应当具备以下条件:

(一)具有相应的诊疗场所,包括诊室、治疗室和检验科等;

(二)具备性病诊断治疗、消毒灭菌所必需的设备、设施及药品等;

(三)具有依法取得执业资格,并经性病诊疗培训考核合格的人员。

第十三条　开展性病诊疗业务的医疗机构职责是：

（一）根据性病诊断标准和技术规范对性病患者或者疑似病人进行诊断治疗，并按照规定报告疫情；

（二）开展性病防治知识宣传、健康教育、咨询和必要的干预；

（三）协助卫生行政部门开展性病诊疗业务培训；

（四）开展实验室检测质量控制；

（五）协助疾病预防控制机构开展性病疫情漏报调查和流行病学调查等工作。

第十四条　省级卫生行政部门应当定期组织从事性病诊断治疗和预防控制工作的专业人员进行岗位培训，并进行考核。

卫生行政部门和行业学会开展对皮肤科、妇产科、泌尿外科等相关学科医师的培训，应当包括性病防治知识和专业技术培训内容。

第十五条　医疗机构人员开展性病诊疗业务，应当依法取得执业资格，并应当定期接受性病防治知识和专业技术岗位培训。

疾病预防控制机构的人员开展性病预防控制工作，应当定期接受性病防治知识和专业技术岗位培训。

第十六条　县级以上地方卫生行政部门应当及时公布取得与性传播疾病诊疗相关科目的医疗机构信息。

开展性病诊疗业务的医疗机构发布有关医疗广告应当依法进行。

第三章　预防和控制

第十七条　疾病预防控制机构和开展性病诊疗业务的医疗机构应当根据当地性病流行特点，确定性病宣传和健康教育内容，对大众开展性病防治知识的宣传。

第十八条　各级疾病预防控制机构应当通过多种形式在有易感染性病危险行为的人群集中的场所宣传性病防治知识，倡导安全性行为，鼓励有易感染性病危险行为的人群定期到具备性病诊疗资质的医疗机构进行性病检查。

第十九条　开展性病诊疗业务的医疗机构应当为性病就诊者提供性病和生殖健康教育、咨询检测以及其他疾病的转诊服务。

第二十条　基层医疗卫生机构和开展性病防治工作的社会组织，应当在当地卫生行政部门的统一规划和疾病预防控制机构的指导下，对有易感染性病危险行为的人群开展性病、生殖健康知识宣传和行为干预，提供咨询等服务。

第二十一条　艾滋病自愿咨询检测机构和社区药物维持治疗门诊应当将

梅毒免费咨询检测纳入日常服务内容；对咨询检测中发现的梅毒阳性患者，应当告知其到开展性病诊疗业务的医疗机构就诊。

第二十二条　开展妇幼保健和助产服务的医疗机构应当对孕产妇进行梅毒筛查检测、咨询、必要的诊疗或者转诊服务，预防先天梅毒的发生。

第二十三条　性病患者应当采取必要的防护措施，防止感染他人，不得以任何方式故意传播性病。

第二十四条　性病流行严重的地区，卫生行政部门可以根据当地情况，对特定人群采取普查普治的防治措施。

第四章　诊断和治疗

第二十五条　开展性病诊疗业务的医疗机构，应当实行首诊医师负责制，建立门诊日志，对就诊者逐例登记，对有可能感染性病或者具有性病可疑症状、体征的就诊者应当及时进行相关性病检查，不得以任何理由推诿。当性病患者存在严重危及健康和生命的伴随疾病，可以转诊至伴随疾病的专科诊治，并给予性病诊治支持。

不具备开展性病诊疗条件的医疗机构或者科室，在诊治、体检、筛查活动中发现疑似或者确诊的性病患者时，应当及时转诊至具备性病诊疗条件的医疗机构或者科室处置。当患者存在严重危及健康和生命的伴随疾病，可以安排在伴随疾病的专科继续诊治，开展性病诊疗业务的医疗机构或者科室应当给予性病诊治支持。

第二十六条　医疗机构及其医务人员对就诊者进行性病相关检查时，应当遵循知情同意的原则。

第二十七条　开展性病诊疗业务的医疗机构，应当按照安全、有效、经济、方便的原则提供性病治疗服务，优先使用基本药物。

开展性病诊疗业务的医疗机构，应当公示诊疗、检验及药品、医疗器械等服务价格，按照有关规定收费。

性病治疗基本用药纳入基本药物目录并逐步提高报销比例，性病基本诊疗服务费用纳入报销范围。

第二十八条　开展性病诊疗业务的医务人员，应当严格按照卫生部发布的性病诊断标准及相关规范的要求，采集完整病史，进行体格检查、临床检验和诊断治疗。

第二十九条　开展性病诊疗业务的医务人员，应当规范书写病历，准确填报传染病报告卡报告疫情，对性病患者进行复查，提供健康教育与咨询等预防服务，并予以记录。

第三十条　开展性病诊疗业务的医务人员，应当告知性病患者及早通知与其有性关系者及时就医。

第三十一条　开展性病诊疗业务并提供孕产期保健和助产服务的医疗机构，应当按照国家推荐方案及时为感染梅毒的孕产妇提供治疗，并为其婴幼儿提供必要的预防性治疗、随访、梅毒相关检测服务等。对确诊的先天梅毒的患儿根据国家推荐治疗方案给予治疗或者转诊。

第三十二条　开展性病诊疗业务的医疗机构进行性病临床检验，应当制定检验标准操作和质量控制程序，按照技术规范进行检验和结果报告，参加性病实验室间质量评价，加强实验室生物安全管理。

第三十三条　医疗机构应当采取措施预防性病的医源性感染，加强医务人员的职业安全防护。

第五章　监测和报告

第三十四条　中国疾病预防控制中心制定全国性病监测方案。省级疾病预防控制机构根据全国性病监测方案和本地性病疫情，制定本行政区域的性病监测实施方案；组织开展性病监测和专题调查，了解不同人群性病发病特点和流行趋势。

第三十五条　开展性病诊疗业务的医疗机构是性病疫情责任报告单位，开展性病诊疗的医务人员是性病疫情责任报告人。

性病疫情责任报告单位应当建立健全性病疫情登记和报告制度；性病疫情责任报告人发现应当报告的性病病例时，应当按照要求及时报告疫情。

第三十六条　开展性病诊疗业务的医疗机构应当结合流行病学史、临床表现和实验室检验结果等做出诊断，按照规定进行疫情报告，不得隐瞒、谎报、缓报疫情。

艾滋病自愿咨询检测机构和社区药物维持治疗门诊应当按照要求收集和上报相关信息。医疗卫生机构不得泄露性病患者涉及个人隐私的有关信息、资料。

第三十七条　各级卫生行政部门负责本行政区域内性病疫情报告网络建设，为网络的正常运行提供必要的保障条件。

第三十八条　疾病预防控制机构负责本行政区域内性病疫情信息报告的业务管理和技术指导工作，对性病疫情信息进行收集、核实、分析、报告和反馈，预测疫情趋势，对疫情信息报告质量进行检查。

第六章　监督管理

第三十九条　卫生部负责对全国性病防治工作进行监督管理,组织开展性病防治工作绩效考核和效果评估。

第四十条　县级以上地方卫生行政部门负责对本行政区域内性病防治工作进行监督管理,定期开展性病防治工作绩效考核与督导检查。督导检查内容包括:

(一)疾病预防控制机构性病防治工作职责落实情况;

(二)开展性病诊疗业务的医疗机构工作职责落实情况;

(三)不具备开展性病诊疗资质的医疗机构发现疑似性病患者的转诊情况;

(四)疾病预防控制机构与开展性病诊疗业务的医疗机构性病防治培训情况。

第四十一条　卫生行政部门对开展性病诊疗服务的医疗机构进行校验和评审时,应当将性病诊治情况列入校验和评审内容。

第四十二条　卫生行政部门应当受理个人或者组织对违反本办法行为的举报,并依法进行处理。

第四十三条　卫生行政部门工作人员依法进行监督检查时,应当出示证件;被检查单位应当予以配合,如实反映情况,提供必要的资料,不得拒绝、阻碍或者隐瞒。

第四十四条　疾病预防控制机构和开展性病诊疗业务的医疗机构应当加强本机构性病防治工作管理,对违反本办法规定的本机构工作人员,应当根据情节轻重,给予批评教育或者相应的纪律处分。

第四十五条　县级以上卫生行政部门对督导检查中发现的或者接到举报查实的违反本办法的行为,应当依法及时予以纠正和处理;对工作不力、管理不规范的医疗卫生机构及其工作人员,应当予以通报批评;对负有责任的主管人员和其他直接责任人员,可以根据情节依法给予处分。

第四十六条　县级以上卫生行政部门违反本办法规定,造成性病疫情传播扩散的,按照《传染病防治法》的有关规定进行处理;构成犯罪的,依法追究刑事责任。

第四十七条　未取得《医疗机构执业许可证》擅自开展性病诊疗活动的,按照《医疗机构管理条例》的有关规定进行处理。

第四十八条　医疗机构违反本办法规定,超出诊疗科目登记范围开展性病诊疗活动的,按照《医疗机构管理条例》及其实施细则的有关规定进行处理。

医疗机构违反本办法规定,未按照有关规定报告疫情或者隐瞒、谎报、缓报传染病疫情或者泄露性病患者涉及个人隐私的有关信息、资料,按照《传染病防治法》有关规定进行处理。

第四十九条　医疗机构提供性病诊疗服务时违反诊疗规范的,由县级以上卫生行政部门责令限期改正,给予警告;逾期不改的,可以根据情节轻重处以三万元以下罚款。

第五十条　医师在性病诊疗活动中违反本办法规定,有下列情形之一的,由县级以上卫生行政部门按照《执业医师法》第三十七条的有关规定进行处理:

(一)违反性病诊疗规范,造成严重后果的;

(二)泄露患者隐私,造成严重后果的;

(三)未按照规定报告性病疫情,造成严重后果的;

(四)违反本办法其他规定,造成严重后果的。

第五十一条　护士在性病诊疗活动中违反本办法规定泄露患者隐私或者发现医嘱违反法律、法规、规章、诊疗技术规范未按照规定提出或者报告的,按照《护士条例》第三十一条的有关规定进行处理。

第五十二条　医疗机构违反有关规定发布涉及性病诊断治疗内容的医疗广告,由县级以上卫生行政部门按照国家有关法律法规的规定进行处理。

第五十三条　性病患者违反规定,导致性病传播扩散,给他人人身、财产造成损害的,应当依法承担民事赔偿责任;构成犯罪的,依法追究刑事责任。

第七章　附　　则

第五十四条　省、自治区、直辖市卫生行政部门可以结合本地实际情况,根据本办法的规定制定实施细则。

第五十五条　医疗机构实验室的性病检测质量控制工作按照医疗机构临床实验室有关规定进行统一管理和质控。

第五十六条　本办法下列用语的含义:

承担性病防治任务的疾病预防控制机构,指按照卫生行政部门要求,承担性病防治工作职责的各级疾病预防控制中心或者皮肤病性病防治院、所、站。

有易感染性病危险行为的人群,指有婚外性行为、多性伴、同性性行为等行为的人群。

第五十七条　本办法自 2013 年 1 月 1 日起施行。1991 年 8 月 12 日卫生部公布的《性病防治管理办法》同时废止。

附录 2　浙江省性病防治管理办法实施细则

第一章　总　　则

第一条　为预防、控制性病的传播与流行、保护人体健康，根据《中华人民共和国传染病防治法》和《性病防治管理办法》(卫生部令第 89 号)等法律法规和文件精神，结合本省实际情况，制定本实施细则。

第二条　本实施细则所指性病是指以性接触为主要传播途径的疾病。包括以下几类：

(一)《传染病防治法》规定的乙类传染病中的梅毒和淋病；

(二)生殖道沙眼衣原体感染、尖锐湿疣、生殖器疱疹；

(三)国家卫生行政部门根据疾病危害程度、流行情况等因素，确定需要管理的其他性病。艾滋病防治管理工作依照《艾滋病防治条例》的有关规定执行。

第三条　本实施细则适用于本省行政区域内性病的诊断治疗、疫情报告、预防控制、科研和监督管理工作。

第四条　性病防治坚持预防为主、防治结合的方针，遵循依法防治、科学管理、分级负责、专业指导、部门合作、社会参与的原则。

第五条　省卫生厅负责全省性病防治工作。

各市、县(市、区)卫生行政部门负责本行政区域内性病防治工作，根据全省性病防治计划，结合当地实际情况，制定并组织实施本行政区域性病防治工作计划。

各级卫生行政部门应当在同级人民政府的领导下，建立和完善性病防治管理和服务体系，将性病防治工作逐步纳入基本公共卫生服务内容；加强性病防治队伍建设，负责安排性病防治所需经费，组织开展性病防治工作。

卫生行政部门应当鼓励和支持社会组织参与性病防治工作，开展宣传教育、行为干预、心理支持和社会关怀等活动。鼓励和支持医疗卫生、科研等相关机构开展性病防治工作研究和学术交流，参加性病防治公益活动。

第六条　性病防治工作与艾滋病防治工作相结合，将性病防治工作纳入各级艾滋病防治工作协调机制，整合防治资源，实行性病艾滋病综合防治。

第七条　医学院校、医务人员培训机构和医学考试机构，应当将性病防治政策和知识等纳入医学院校教育、住院医师培训、继续教育等各类培训以及医学考试的内容。

第八条　任何单位和个人不得歧视性病患者及其家属。性病患者就医、入学、就业、婚育等合法权益受法律保护。

第二章　机构和人员

第九条　省卫生厅指定浙江省皮肤病防治研究所为全省性病预防控制技术指导机构。

各市、县(市、区)卫生行政部门应当根据当地性病防治工作需求,指定承担性病防治任务的性病预防控制技术指导机构,合理规划开展性病诊疗业务的医疗机构。

第十条　省皮肤病防治研究所在性病防治工作中的职责是:

(一)协助省卫生厅制定全省性病防治工作计划;

(二)指导全省性病防治工作,开展性病监测、规范诊疗业务指导、疫情分析及管理、培训督导、防治效果评估等工作;

(三)开展性病实验室质量管理,开展性病诊断试剂临床应用质量评价。

第十一条　市、县级性病预防控制机构应当设置相关科室,配备适应工作需要的人员和设备,开展本地区性病预防控制工作,其主要职责是:

(一)协助同级卫生行政部门制定本行政区域性病防治计划,开展性病的监测、流行病学调查、疫情分析及管理、培训督导等工作;

(二)指导下级性病预防控制机构和社会组织开展性病防治宣传教育、综合干预和外展服务等工作;

(三)组织开展本行政区域性病实验室质量管理。

第十二条　医疗机构应当积极提供性病诊疗服务,方便患者就医。

医疗机构开展性病诊疗业务应当依法取得与性传播疾病诊疗相关的诊疗科目,确定相应科室,未经批准,任何单位和个人不得从事性病诊断和治疗活动。并应当同时具备以下条件:

(一)有专门的性传播疾病门诊作为性病患者的就诊科室;

(二)具有依法取得执业医师资格,并经性病诊疗培训考核合格的人员;

(三)具备性病诊断治疗、消毒灭菌所必需的设备、设施及药品等;

(四)性病实验室配置符合要求的仪器设备、诊断试剂,能够开展常规的性病检测项目。

第十三条　开展性病诊疗业务的医疗机构职责是:

(一)根据性病诊断标准和技术规范对性病患者或者疑似患者进行诊断治疗和HIV抗体筛查,并按照规定报告疫情;

（二）规范性病实验室检测工作，开展性病实验室检测质量控制，参加相关室间质量评价活动；

（三）协助卫生行政部门开展性病诊疗业务培训；

（四）协助性病预防控制机构开展性病疫情漏报调查和流行病学调查等工作；

（五）开展性病防治知识宣传、健康教育和咨询服务，协助性病预防控制机构开展综合干预和外展服务。

第十四条 基层医疗机构应当配备专 / 兼职业务人员，承担卫生行政部门交付的性病防治工作。对有易感染性病危险行为的人群开展宣传教育、行为干预和咨询服务，及时转诊可疑性病患者至具备性病诊疗服务的医疗机构。

第十五条 从事性病诊断治疗、实验室检测和预防控制工作的专业人员应当每三年接受一次岗位培训，并参加考核。

省卫生厅指定省皮肤病防治研究所负责全省的性病防治岗位培训工作。包括制定培训大纲，培训师资，统一考核标准，检查督导各地岗位培训工作。

市级卫生行政部门组织或委托具备条件的单位开展对上述三类人员的上岗前培训，并进行考核。

县级及以上卫生行政部门组织或委托具备条件的单位开展在岗复训，并进行考核。

卫生行政部门和行业学会开展对皮肤科、妇产科、泌尿外科等学科医师的培训，应当包括性病防治知识和专业技术培训内容。

医疗机构应当组织院内各相关科室医务人员开展性病防治知识的业务培训。

第十六条 各级卫生行政部门负责权限范围内性病诊疗资格的评审、设置审批、执业登记和考核校验，及时公布取得与性传播疾病诊疗相关科目的医疗机构信息，并对性病规范化诊疗服务进行检查、指导和考核。

开展性病诊疗业务的医疗机构发布有关医疗广告应当依法进行。

第三章　预防和控制

第十七条 性病预防控制机构应当根据当地性病流行特点，确定性病宣传和健康教育内容，开展大众健康教育，普及性病防治知识，提供开展健康教育的方法和技术支持，指导有关部门开展重点人群的行为干预。

第十八条 各级性病预防控制机构应当通过多种形式在有易感染性病危险行为人群集中的场所宣传性病防治知识，倡导安全性行为，鼓励有易感染性病危险行为的人群定期到具备性病诊疗资质的医疗机构进行性病检查。

第十九条 开展性病诊疗业务的医疗机构应积极开展大众和就诊人群的性病防治健康教育，为性病门诊就诊者提供健康教育处方或针对性宣传资料，提供咨询检测以及其他疾病的转诊服务。

第二十条　基层医疗卫生机构和开展性病防治工作的社会组织,应当在当地卫生行政部门的统一规划和性病预防控制机构的指导下,对有易感染性病危险行为的人群开展性病、生殖健康知识宣传和行为干预,提供咨询等服务。

第二十一条　艾滋病自愿咨询检测机构和社区药物维持治疗门诊应当将梅毒免费咨询检测纳入日常服务内容;对咨询检测中发现的梅毒阳性患者,应当告知其到开展性病诊疗业务的医疗机构就诊。

第二十二条　开展妇幼保健和助产服务的医疗机构应当对孕产妇进行梅毒筛查检测、咨询、必要的诊疗或者转诊服务,预防先天梅毒的发生。

第四章　诊断和治疗

第二十三条　开展性病诊疗业务的医疗机构,应当实行首诊医师负责制,建立性病专用门诊日志,对就诊者逐例登记,对有可能感染性病或者具有性病可疑症状、体征的就诊者应当及时进行相关性病检查,不得以任何理由推诿。当性病患者存在严重危及健康和生命的伴随疾病,可以转诊至伴随疾病的专科诊治,并给予性病诊治支持。

不具备开展性病诊疗条件的医疗机构或者科室,在诊治、体检、筛查活动中发现疑似或者确诊的性病患者时,应当及时转诊至具备性病诊疗条件的医疗机构或者科室处置。当患者存在严重危及健康和生命的伴随疾病,可以安排在伴随疾病的专科继续诊治,开展性病诊疗业务的医疗机构或者科室应当给予性病诊治支持。

第二十四条　医疗机构及其医务人员对就诊者进行性病相关检查时,应当遵循知情同意的原则。

第二十五条　开展性病诊疗业务的医疗机构,应当按照安全、有效、经济、方便的原则提供性病治疗服务,优先使用基本药物。

开展性病诊疗业务的医疗机构,应当公示诊疗及检验服务、药品等价格,按照有关规定收费。

性病治疗基本用药纳入基本药物目录并逐步提高报销比例,性病基本诊疗服务费用纳入报销范围。

第二十六条　开展性病诊疗业务的医务人员,应当严格按照国家卫生行政部门发布的性病诊断标准及相关规范的要求,采集完整病史,进行体格检查、临床检验和诊断治疗。

第二十七条　开展性病诊疗业务的医务人员,应当规范书写病历,病历中性病主要症状、体征和用药不能缺项,准确填报传染病报告卡报告疫情,对性病患者进行复查,提供健康教育与咨询等预防服务,并予以记录。

第二十八条　开展性病诊疗业务的医务人员,应当告知性病患者及早通知与其有性关系者及时就医。

第二十九条　开展性病诊疗业务并提供孕产期保健和助产服务的医疗机构,应当按照国家推荐方案及时为感染梅毒的孕产妇提供治疗,并为其婴幼儿提供必要的预防性治疗、随访、梅毒相关检测服务等。对确诊的先天梅毒的患儿根据国家推荐治疗方案给予治疗或者转诊。

第三十条　开展性病诊疗业务的医疗机构进行性病临床检验,应当制定检验标准操作和质量控制程序,按照技术规范进行检验和结果报告,参与性病实验室室间质量评价和病原体耐药监测等工作,加强实验室生物安全管理。

第三十一条　医疗机构应当采取措施预防性病的医源性感染,加强医务人员的职业安全防护,医护人员因医疗过程中职业暴露所致相关感染的诊疗费用由所在单位承担。

第五章　疫情监测与报告

第三十二条　省皮肤病防治研究所负责全省性病疫情监测和报告管理、督导和技术指导等工作,根据全国性病监测方案和本省性病疫情,制定本省性病监测实施方案,组织开展性病监测和专题调查,对性病疫情信息进行收集、核实、分析、报告和反馈,预测疫情趋势,对疫情信息报告质量进行检查。

第三十三条　各级卫生行政部门负责本行政区域内性病疫情报告网络建设,为网络的正常运行提供必要的保障条件。

各级性病预防控制机构负责本行政区域内性病疫情信息报告的业务管理和技术指导工作,对性病疫情信息进行收集、核实、分析、报告和反馈,对疫情信息报告质量进行检查。

第三十四条　开展性病诊疗业务的医疗机构是性病疫情责任报告单位。性病诊断应当结合流行病学史、临床表现和实验室检验结果做出,做出性病诊断的具有性病诊疗资质的医务人员是性病疫情报告责任人。

医疗机构应当建立健全性病疫情登记和报告制度。按照规定进行疫情报告,不得隐瞒、谎报、缓报、误报疫情。

艾滋病自愿咨询检测机构和社区药物维持治疗门诊应当按照要求收集和上报相关信息。医疗卫生机构不得泄露性病患者涉及个人隐私的有关信息、资料。

逐步推行性病就诊实名制,开展性病诊疗业务的医疗机构要加强对性病患者的追踪治疗和随访。

第六章　监督管理

第三十五条　省卫生厅负责对全省性病防治工作的监督管理,组织开展性病防治工作绩效考核和效果评估,建立健全全省性病防治网络,提高全省性病综合防治能力。

第三十六条　市、县级卫生行政部门负责对本行政区域内性病防治工作的监督管理,定期开展性病防治工作绩效考核与督导检查。督导检查内容包括:

(一)性病预防控制机构性病防治工作职责落实情况;

(二)组织开展由当地卫生监督机构参与的,对辖区内性病诊疗机构资质的监督管理;

(三)开展性病诊疗业务的医疗机构工作职责落实情况;

(四)不具备开展性病诊疗资质的医疗机构发现疑似性病患者的转诊情况;

(五)性病预防控制机构与开展性病诊疗业务的医疗机构性病防治培训情况。

第三十七条　各级卫生行政部门要逐步将性病规范化诊疗服务作为性病诊疗服务的资质条件和医院等级考核的指标之一,定期进行考核。

第三十八条　卫生行政部门应当受理个人或者组织对违反本实施细则行为的举报,并依法进行处理。

第三十九条　卫生监督人员依法进行监督检查时,应当出示证件;被检查单位应当予以配合,如实反映情况,提供必要的资料,不得拒绝、阻碍或者隐瞒。

第四十条　性病预防控制机构和开展性病诊疗业务的医疗机构应当加强本机构性病防治工作管理,对违反本实施细则规定的本机构工作人员,应当根据情节轻重,给予批评教育或者相应的纪律处分。

第七章　附　　则

第四十一条　本实施细则由浙江省卫生厅负责解释。

第四十二条　医疗机构实验室的性病检测质量控制工作按照医疗机构临床实验室有关规定进行统一管理和质量控制。

第四十三条　本实施细则中的各级性病预防控制机构是指由各地卫生行政部门确定的承担性病防控管理职责的疾病预防控制机构或性病防治专业机构。

第四十四条　本实施细则自发布之日起执行。

附录3　浙江省卫生计生委办公室关于进一步规范全省性病信息报告管理工作的通知

关于进一步规范全省性病信息报告管理工作的通知

浙卫办疾控〔2017〕12号

各市、县(市、区)卫生计生委(局),省级医疗卫生机构:

为进一步规范全省性病信息报告管理工作,提高报病质量,结合我省实际,现就有关工作通知如下:

一、提高认识,进一步加强组织领导

规范性病信息报告管理工作是各级各类医疗机构和疾病预防控制机构应尽的职责,是性病防治工作的重要组成部分。"十二五"期间,全省性病信息报告管理工作成效显著,性病报告质量逐年提升。但是,我省性病信息报告管理工作仍存在一些问题,有些地区医疗机构存在重复报告的现象,性病转诊会诊制度尚需进一步完善,部分地区性病防治队伍能力不足,给有效落实性病防治工作措施带来困难。

各级卫生计生行政部门要高度重视性病信息报告管理工作,加强组织领导,落实相关单位职责,规范工作要求,并将性病信息报告管理质量纳入到医疗机构考核体系中。各级疾病预防控制机构要充分利用各类公共卫生信息平台,重点加强对性病信息报告管理质量的核查,既要防止漏报,又要避免误报和重报,进一步提升性病信息报告的准确性。

二、规范管理,进一步提升性病信息报告质量

(一)规范性病信息报告标准。性病报告病种为梅毒、淋病、尖锐湿疣、生殖器疱疹和生殖道沙眼衣原体感染。责任报告人应按照国家最新性病诊断标准,根据流行病学史、临床表现和实验室检查结果进行综合分析做出诊断,并严格按要求进行性病信息报告和管理。

（二）实行首诊医生负责制。性病信息报告遵循属地管理的原则，实行首诊医生负责制。开展性病诊疗业务的医务人员应当结合流行病学史、临床表现和实验室检验结果等做出诊断，对首诊病例，即病人在该医疗机构的首次诊断，按照规定进行疫情报告；并严格规范性病复诊病例的疫情报告，如确定该病例在其他医疗机构已做出过明确诊断并无新的暴露因素者，按要求做好记录，则不做报告。各级医疗机构要建立性病信息报告管理自查制度，每天进行自查。

（三）严格落实转诊会诊制度。根据《性病防治管理办法》有关规定，开展性病诊疗业务的医疗机构是性病疫情责任报告单位，从事性病诊疗的医务人员是性病疫情责任报告人。不具备性病诊疗条件的医疗机构或者科室对住院病人、术前病人、健康体检者、孕产妇检查以及其他筛查中发现的性病实验室检测阳性者，应当及时转诊至具备性病诊疗条件的医疗机构或科室进行处置，并规范报告。各医疗机构按照要求制定完善性病转诊、会诊制度和操作流程。

（四）加强性病信息报告核查工作。各医疗机构性病疫情管理人员应对上报的性病报告卡信息的完整性和准确性进行检查，发现问题应及时与填卡人进行核实，并核查性病病例重报情况。县级疾病预防控制机构应定期开展辖区内医疗机构性病信息报告现场核查工作，对报告信息进行审核并查重，对错报、误报和重报病例及时进行订正或删除，并将核查结果及时录入全国性病防治管理信息系统。

（五）规范性病漏报调查工作。省皮肤病防治研究所负责全省性病漏报调查的管理工作，市、县级疾病预防控制机构负责性病防治的科（所）开展辖区内性病漏报调查及管理工作。县（市、区）级疾病预防控制机构要制定辖区内性病漏报调查方案，按要求开展医疗机构性病漏报调查工作，并将调查结果进行反馈、总结和上报。严格按照《传染病信息报告管理规范》和国家性病报告规范要求开展性病漏报调查，不能仅以实验室检测作为漏报的唯一依据。

（六）加强信息化平台建设。各级医疗机构要完善院内诊间系统的基础功能，强化传染病电子报告卡的功能模块设计，规范信息化病例报告的流程，完善电子报告卡的病例信息。各级卫生计生行政部门要结合当地传染病信息化平台建设，完善性病病例数据采集，确保性病病例报告的准确性。有条件的地区可开展性病疫情报告信息化建设的试点工作。同时，各级疾病预防控制机构要充分利用性病信息报告平台加强对辖区内性病疫情动态的实时监测，对疫情波动和异常情况及时进行综合分析。

三、完善机制，强化性病信息报告工作保障

（一）加强人员队伍能力建设。各地要实施性病诊疗从业人员的培训考核制度，进一步加强对性病诊疗、实验室检测和疫情管理人员的培训，建立相关人员的培训考核制度。医疗机构要定期开展性病信息报告管理工作院内培训，进一步规范性病信息报告工作。

（二）规范性病实验室检测工作。各级性病诊疗机构实验室要配置符合要求的性病检测仪器设备，制定并严格执行各项规章管理制度和标准操作规程，规范开展性病检测项目，规范进行实验检测和结果报告，并做好室内质量控制。按要求参加省级性病检测室间质量评价活动。

（三）进一步加强监督执法与考核工作。各级卫生计生行政部门要建立长效管理机制，将传染病疫情报告管理工作作为辖区内医疗卫生机构考核内容，落实卫生监督执法机构依法对性病规范诊疗和疫情信息报告管理工作开展监督执法，对违法行为按照有关法律法规予以严肃查处。各级疾病预防控制机构要定期对辖区内医疗机构性病信息报告管理工作进行技术指导和业务督导，并将督查情况报告同级卫生计生行政部门。各级各类医疗机构要主动接受疾病预防控制机构对性病疫情信息报告工作的指导，进一步规范性病信息报告管理工作。

附录4　梅毒诊断（WS 273—2018）

1　范围

本标准规定了梅毒的诊断依据、诊断原则、诊断和鉴别诊断。

本标准适用于全国各级各类医疗卫生机构及其医务人员对梅毒的诊断。

2　术语和定义

下列术语和定义适用于本文件。

2.1　梅毒 syphilis

苍白密螺旋体苍白亚种（treponema pallidumsubp. pallidum）（又名梅毒螺旋体）感染人体所引起的一种系统性、慢性性传播疾病，可引起人体多系统多器官的损害，产生多种临床表现，导致组织破坏、功能失常，甚至危及生命。

2.2　前带现象 prozone phenomenon

在非梅毒螺旋体血清学试验（如 RPR 试验）中，由于血清抗体水平过高，抗原抗体比例不合适，而出现假阴性或弱阳性结果，将此血清稀释后再做血清学试验，出现阳性结果，称为前带现象。这种现象临床上主要发生在二期梅毒患者。

2.3　梅毒血清固定 syphilis serofast

梅毒患者经过规范的抗梅毒治疗和一定时间的随访（一期梅毒随访 1 年，二期梅毒随访 2 年，晚期梅毒随访 3 年），非梅毒螺旋体血清学试验维持在一定滴度（一般在 1∶8 或以下，但超过 1∶8 也不鲜见），排除再感染、神经梅毒、心血管梅毒和生物学假阳性等，即为梅毒血清固定。

3　缩略语

下列缩略语适用于本文件。

CLIA：化学发光免疫试验（chemiluminescence immunoassay）

ELISA：酶联免疫吸附试验（enzyme-linked immunosorbent assay）

FTA-ABS：荧光螺旋体抗体吸收试验（fluorescent treponemal antibody-absorption）

PCR：聚合酶链反应（polymerase chain reaction）

RPR：快速血浆反应素环状卡片试验（rapid plasma reagin）

RT：快速检测试验（rapid test）

TPHA：梅毒螺旋体血凝试验（treponema pallidum hemagglutination assay）

TPPA：梅毒螺旋体颗粒凝集试验（treponema pallidum particle agglutination）

TRUST：甲苯胺红不加热血清试验（toluidine red unheated serum test）

VDRL：性病研究实验室玻片试验（venereal disease research laboratory）

4　诊断依据

4.1　一期梅毒

4.1.1　流行病学史

多数有不安全性行为史，或性伴感染史，或多性伴史。

4.1.2　临床表现

硬下疳：潜伏期 2 周~4 周（平均 3 周），多见于外生殖器等性接触部位。起初表现为小丘疹，逐渐发展为直径 1cm~2cm 的圆形或椭圆形浅在性溃疡，界限清楚、边缘略隆起，溃疡面清洁；一般为单发；触诊基底质韧，呈软骨样硬度；无明显疼痛或触痛。硬下疳也可不典型，或可因为继发细菌感染，表现为自觉疼痛、多个溃疡、深或大的溃疡、溃疡面有脓性渗出物、触之不硬等。

腹股沟或患部近卫淋巴结肿大：可为单侧或双侧，无痛，相互孤立而不粘连，质硬，不化脓破溃，其表面皮肤无发红、发热表现。

4.1.3　实验室检查

4.1.3.1　暗视野显微镜检查、镀银染色检查或核酸扩增试验

硬下疳损害刮取渗液或淋巴结穿刺液可查见梅毒螺旋体，或核酸扩增试验检测梅毒螺旋体核酸阳性（见附录 A.1、A.2、A.3）。

4.1.3.2　非梅毒螺旋体血清学试验

阳性（见 A.4.2）。如感染不足 6 周，该试验可为阴性，应于感染 6 周后复查。

4.1.3.3　梅毒螺旋体血清学试验

阳性（见 A.4.3）。如感染不足 4 周，该试验亦可为阴性，应于感染 4 周后复查。

4.2　二期梅毒

4.2.1　流行病学史

多数有不安全性行为史，或性伴感染史，或多性伴史；或有输血史（供血者为早期梅毒病人）；可有一期梅毒史，病期在 2 年以内。

4.2.2　临床表现

皮损：呈多形性，可模拟各种皮肤病皮损，包括斑疹、斑丘疹、丘疹、丘疹鳞屑疹及脓疱疹等，常泛发对称；掌跖部易见暗红斑及脱屑性斑丘疹；外阴及肛周可见湿丘疹及扁平湿疣；皮损一般无自觉症状，也可有瘙痒；口腔可发生黏膜斑，或可有生殖器部位黏膜斑；可发生虫蚀样脱发。二期复发梅毒，皮损

局限,数目较少,形态奇异,常呈环状、弓形或弧形。

全身浅表淋巴结可肿大。

可出现梅毒性骨关节损害、眼损害、神经系统及其他内脏损害等。

4.2.3　实验室检查

4.2.3.1　暗视野显微镜检查、镀银染色检查或核酸扩增试验

二期梅毒皮损如扁平湿疣、湿丘疹及黏膜斑,其刮取渗液可查见梅毒螺旋体,或核酸扩增试验检测梅毒螺旋体核酸阳性(见 A.1、A.2、A.3)。

4.2.3.2　非梅毒螺旋体血清学试验

阳性(见 A.4.2)。

4.2.3.3　梅毒螺旋体血清学试验

阳性(见 A.4.3)。

4.3　三期梅毒

4.3.1　流行病学史

多数有不安全性行为史,或性伴感染史,或多性伴史。可有一期或二期梅毒史。病期2年以上。

4.3.2　临床表现

晚期良性梅毒:皮肤黏膜损害表现为头面部及四肢伸侧的结节性梅毒疹,大关节附近的近关节结节,皮肤、口腔、舌咽树胶肿,上腭及鼻中隔黏膜树胶肿可导致上腭及鼻中隔穿孔和马鞍鼻;也可发生骨梅毒及其他内脏梅毒,累及骨骼及关节、呼吸道、消化道、肝脾、泌尿生殖系及内分泌腺等。

眼梅毒:少数可发生虹膜睫状体炎、视网膜炎及间质性角膜炎等,可致失明。

神经梅毒:可发生脑膜神经梅毒(出现头痛、呕吐、颈项强直等)、脑膜血管梅毒(出现闭塞性脑血管综合征表现如偏瘫、失语、癫痫性发作)、脑实质梅毒(出现麻痹性痴呆、脊髓痨等),也可为无症状性神经梅毒,仅有脑脊液异常发现。

心血管梅毒:可发生单纯性主动脉炎、主动脉瓣闭锁不全、主动脉瘤等。

4.3.3　实验室检查

4.3.3.1　非梅毒螺旋体血清学试验

阳性(见 A.4.2)。

4.3.3.2　梅毒螺旋体血清学试验

阳性(见 A.4.3)。

4.3.3.3　脑脊液检查(主要用于神经梅毒的诊断)

白细胞计数 $\geq 10 \times 10^6/L$,蛋白量 $> 500mg/L$,且无其他引起这些异常的原因。脑脊液 VDRL 试验(或 RPR/TRUST 试验)或 FTA-ABS 试验(或 TPPA/TPHA 试验)阳性(见 A.4.2、A.4.3)。

4.3.3.4　组织病理检查

有三期梅毒的组织病理变化（见 A.5）。

4.4　隐性梅毒（潜伏梅毒）

4.4.1　流行病学史

多数有不安全性行为史，或性伴感染史，或多性伴史。

早期隐性梅毒：在近 2 年内有以下情形：

a）有明确的不安全性行为史，而 2 年前无不安全性行为史；

b）有过符合一期或二期梅毒的临床表现，但当时未得到诊断和治疗者；

c）性伴有明确的早期梅毒感染史。

晚期隐性梅毒：感染时间在 2 年以上。无法判断感染时间者亦视为晚期隐性梅毒。

既往无明确的梅毒诊断或治疗史。

4.4.2　临床表现

无任何梅毒性的临床表现。

4.4.3　实验室检查

4.4.3.1　非梅毒螺旋体血清学试验

阳性（见 A.4.2）。

4.4.3.2　梅毒螺旋体血清学试验

阳性（见 A.4.3）。

4.4.3.3　脑脊液检查

有条件时可进行脑脊液检查以排除无症状神经梅毒。隐性梅毒一般无明显异常。

4.5　胎传梅毒（先天梅毒）

4.5.1　流行病学史

生母为梅毒患者。

4.5.2　临床表现

早期胎传梅毒：2 岁以内发病，类似于获得性二期梅毒。发育不良；皮损常为水疱 - 大疱、红斑、丘疹、扁平湿疣；口周及肛周形成皲裂，愈后遗留放射状瘢痕；梅毒性鼻炎及喉炎；骨髓炎、骨软骨炎及骨膜炎；可有全身淋巴结肿大、肝脾肿大、贫血等。

晚期胎传梅毒：2 岁以后发病，类似于获得性三期梅毒。出现炎症性损害（间质性角膜炎、神经性耳聋、鼻或腭树胶肿、克勒顿关节等）或标志性损害（前额圆凸、马鞍鼻、佩刀胫、锁胸关节骨质肥厚、赫秦生齿、腔口周围皮肤放射状裂纹等）。

隐性胎传梅毒：即胎传梅毒未经治疗，无临床症状，梅毒血清学试验阳性，脑脊液检查正常，年龄＜ 2 岁者为早期隐性胎传梅毒，＞ 2 岁者为晚期隐性胎传梅毒。

4.5.3　实验室检查

4.5.3.1　暗视野显微镜检查、镀银染色检查或核酸扩增试验

在早期胎传梅毒儿的皮肤黏膜损害或组织标本中可查到梅毒螺旋体，或核酸扩增试验检测梅毒螺旋体核酸阳性（见 A.1、A.2、A.3）。

4.5.3.2　梅毒血清学试验

梅毒血清学试验如下：

——出生时非梅毒螺旋体血清学试验阳性，滴度大于或等于母亲分娩前滴度的 4 倍，且梅毒螺旋体血清学试验阳性（见 A.4.2）；

——梅毒螺旋体 IgM 抗体检测：阳性（见 A.4.3.8）；

——出生时不能诊断胎传梅毒的儿童，任何一次随访过程中非梅毒螺旋体血清学试验由阴转阳，或滴度上升，且梅毒螺旋体血清学试验阳性（见 A.4.2）；

——在 18 月龄前不能诊断胎传梅毒的儿童，18 月龄后梅毒螺旋体血清学试验仍阳性（见 A.4.3）。

5　诊断原则

应根据流行病学史、临床表现及实验室检查等进行综合分析，做出诊断。

6　诊断

6.1　一期梅毒

6.1.1　疑似病例

应同时符合 4.1.1 和 4.1.2，并符合 4.1.3.2 或 4.1.3.3 中的一项。

6.1.2　确诊病例

应同时符合 6.1.1 和 4.1.3.1，或同时符合 4.1.1、4.1.2、4.1.3.2 和 4.1.3.3。

6.2　二期梅毒

6.2.1　疑似病例

应同时符合 4.2.1 和 4.2.2，并符合 4.2.3.2 或 4.2.3.3 中的一项。

6.2.2　确诊病例

应同时符合 6.2.1 和 4.2.3.1，或同时符合 4.2.1、4.2.2、4.2.3.2 和 4.2.3.3。

6.3　三期梅毒

6.3.1　疑似病例

应同时符合 4.3.1 和 4.3.2，并符合 4.3.3.1 或 4.3.3.2 中的一项。

6.3.2　确诊病例

应同时符合 4.3.1、4.3.2 和 4.3.3.1，并符合 4.3.3.2 或 4.3.3.4 中的一项。诊断神经梅毒还应同时符合 4.3.3.3。

6.4　隐性梅毒(潜伏梅毒)

6.4.1　疑似病例

应同时符合 4.4.1 和 4.4.2,并符合 4.4.3.1 或 4.4.3.2 中的一项。

6.4.2　确诊病例

应同时符合 4.4.1、4.4.2、4.4.3.1、4.4.3.2 和 4.4.3.3。

6.5　胎传梅毒(先天梅毒)

6.5.1　疑似病例

所有未经有效治疗的患梅毒母亲所生的婴儿,证据尚不足以确诊胎传梅毒者。

6.5.2　确诊病例

应同时符合 4.5.1 和 4.5.2,并符合 4.5.3 中的一项。

7　鉴别诊断

7.1　一期梅毒

7.1.1　硬下疳

需与软下疳、生殖器疱疹、性病性淋巴肉芽肿、糜烂性龟头炎、白塞病、固定型药疹、癌肿、皮肤结核等发生在外阴部的红斑、糜烂和溃疡鉴别。

7.1.2　梅毒性腹股沟淋巴结肿大

需与软下疳、性病性淋巴肉芽肿引起的腹股沟淋巴结肿大,以及转移癌肿鉴别。

7.2　二期梅毒

7.2.1　梅毒性斑疹

需与玫瑰糠疹、银屑病、扁平苔藓、手足癣、白癜风、花斑癣、药疹、多形红斑、远心性环状红斑等鉴别。

7.2.2　梅毒性丘疹和扁平湿疣

需与银屑病、体癣、扁平苔藓、毛发红糠疹、尖锐湿疣等鉴别。

7.2.3　梅毒性脓疱疹

需与各种脓疱病、脓疱疮、臁疮、雅司、聚合性痤疮等鉴别。

7.2.4　黏膜梅毒疹

需与传染性单核细胞增多症、地图舌、鹅口疮、扁平苔藓、化脓性扁桃体炎等鉴别。

7.2.5　梅毒性脱发

需与斑秃鉴别。

7.3　三期梅毒

7.3.1　结节性梅毒疹

需与寻常狼疮、结节病、瘤型麻风等鉴别。

7.3.2　树胶肿

需与寻常狼疮、瘤型麻风、硬红斑、结节性红斑、脂膜炎、癌肿等鉴别。

7.3.3　神经梅毒

脑膜神经梅毒需与各种原因引起的脑膜炎鉴别。脑膜血管梅毒需与各种原因引起的脑卒中鉴别。麻痹性痴呆需与各种精神疾患、阿尔茨海默病（老年性痴呆）、慢性酒精中毒和癫痫发作等鉴别。脊髓痨需与埃迪（Adie）综合征、糖尿病性假脊髓痨等鉴别。

7.3.4　心血管梅毒

梅毒性主动脉瘤需与主动脉硬化症鉴别。梅毒性冠状动脉病需与冠状动脉粥样硬化鉴别。梅毒性主动脉瓣闭锁不全需与各种原因引起的主动脉瓣闭锁不全鉴别。

7.4　潜伏梅毒（隐性梅毒）

无明显临床表现，但梅毒血清学试验阳性，需要与梅毒治疗后的血清固定现象进行鉴别。

附录A（规范性附录）　梅毒的实验室检查

A.1　梅毒螺旋体暗视野显微镜检查

A.1.1　原理

暗视野显微镜检查是采用一个特殊的聚光器，分为干系和湿系两种，其中央均为黑漆所遮蔽，仅在圆周边留有光线斜角处，光线只可从其圆周边缘斜角射到载玻片上。梅毒螺旋体检查一般采用湿系聚光器。倘若斜射光线遇到载玻片上的物体，如螺旋体等，物体会发光显现。

A.1.2　材料

暗视野显微镜、钝刀（刮勺）、载玻片、注射器、注射针头、无菌等渗盐水。

A.1.3　取材

A.1.3.1　皮肤黏膜损害取材：首先在载玻片（厚度为 1.0mm~1.2mm）上滴加 50μL~100μL 盐水备用。然后用棉拭子取无菌盐水轻轻擦去皮损上的污物。如皮损上有痂皮，可用钝刀小心除去。再用钝刀轻轻地刮数次（避免出血），取组织渗液与载玻片上的盐水混匀，加盖玻片置暗视野显微镜下检查。

A.1.3.2　淋巴结取材：消毒淋巴结表面皮肤，用无菌干棉球擦干。用 1mL 无菌注射器配 12 号针头，吸取无菌等渗盐水 0.25mL~0.5mL，以无菌操作穿刺淋巴结并注入盐水，再吸入注射器内，反复 2 次 ~3 次后，取少量淋巴液于载玻片上，加盖玻片，置暗视野显微镜下检查。

A.1.4　方法

A.1.4.1　在暗视野聚光器（此法用湿系暗视野聚光器）上加一滴甘油缓冲

液〔甘油和0.1mol/L磷酸缓冲液(PBS),pH7.0,按7:3配制)〕。

A.1.4.2 载玻片置载物台上,上升聚光器使甘油缓冲液接触载玻片,先用10倍物镜,使物像清晰,再用40倍物镜观察,寻找有特征形态和运动方式的梅毒螺旋体。

A.1.5 结果及解释

A.1.5.1 暗视野显微镜下,典型的梅毒螺旋体呈白色发光,其螺旋较密而均匀,平均8~14个。运动规律,运动性较强,观察其运动形式有助于与其他螺旋体相鉴别。见到梅毒螺旋体,结合典型临床表现,有确诊梅毒的价值。其运动方式包括如下:

a) 旋转式,围绕其长轴旋转;

b) 蛇行式,全身弯曲如蛇行;

c) 伸缩其螺旋间距离而移动。

A.1.5.2 未检出螺旋体不能排除梅毒的诊断,阴性结果可能说明:

a) 螺旋体数量不足(单次暗视野显微镜检查其敏感性低于50%);

b) 患者已接受抗生素或杀灭梅毒螺旋体的药物治疗;

c) 损害接近自然消退。

A.2 梅毒螺旋体镀银染色检查

A.2.1 原理

梅毒螺旋体具有亲银性,可被银溶液染成棕黑色,在普通显微镜下可观察到梅毒螺旋体。

A.2.2 材料

普通光学显微镜、钝刀(刮勺)、加拿大树胶、罗吉氏固定液、鞣酸媒染剂、Fontana银溶液、无水酒精。

A.2.3 取材

同A.1.3。

A.2.4 方法

A.2.4.1 涂片干燥:将标本涂于干净载玻片涂成薄片,于空气中自然干燥(不可用火干燥固定)。

A.2.4.2 固定:用罗吉氏固定液将涂片固定2min~3min。

A.2.4.3 洗涤:用无水酒精洗涤玻片上的油污。

A.2.4.4 媒染:加鞣酸媒染剂2~3滴于涂片上,略加热产生蒸汽,染30s。

A.2.4.5 银染:水洗,加Fontana银溶液于涂片上,略加热产生蒸汽,染30s。

A.2.4.6 镜检:水洗,待干,加盖玻片后,以加拿大树胶封固(封固的目的是防止用镜油时,使标本脱色,同时有利于长期保存),用油镜检查。

A.2.5 结果及解释

A.2.5.1　显微镜下观察：梅毒螺旋体染成棕褐色。

A.2.5.2　临床意义的解释同暗视野显微镜检查法。标本阳性时，若有典型的皮肤黏膜损害者可确诊。如标本阴性时，不能完全排除梅毒，必要时应复查。应注意与腐生螺旋体鉴别。

A.3　梅毒螺旋体核酸扩增试验

A.3.1　原理

采用聚合酶链反应（PCR）法。通过特异引物和特定条件下的热循环反应，对皮损部位组织液、淋巴穿刺液及脑脊液等样品中的梅毒螺旋体进行核酸检测，在早期梅毒、神经梅毒和先天梅毒等诊断中具有一定的价值。

A.3.2　材料

A.3.2.1　PCR引物：梅毒螺旋体核酸扩增检测一般使用 *bmp*、*tpp*47、*pol*A 等基因序列的引物。

A.3.2.2　主要试剂：包括核酸提取纯化、PCR所需的试剂。

A.3.3　取材

同 A.1.3。

A.3.4　方法

A.3.4.1　核酸提取：可使用硅胶柱离心、磁性硅胶颗粒分离等方法，商品化试剂盒则按说明书操作进行核酸提取。

A.3.4.2　PCR扩增反应：PCR扩增反应体系包括四种脱氧核苷酸、PCR缓冲液、Taq DNA 聚合酶、引物（套式 PCR 包括内引物和外引物），根据不同检测目的使用相应的程序进行扩增。

A.3.4.3　扩增产物分析：目前常用荧光定量分析方法。

A.3.5　结果及解释

A.3.5.1　每一次检测需同时做阳性对照、阴性对照，只有阳性对照扩增出预期的片段、阴性对照没有扩增出任何片段视为实验成立，可作出核酸检测阳性或阴性结果的判定。

A.3.5.2　临床意义同暗视野显微镜检查，但 PCR 检查的敏感性高于暗视野显微镜检查。

A.4　梅毒血清学检查

A.4.1　意义和分类

当人体感染梅毒螺旋体后 4 周 ~10 周，血清中可产生一定数量的抗类脂质抗原的非特异性抗体（反应素）和抗梅毒螺旋体抗原的特异性抗体。这些抗体均可用免疫学方法进行检测。血清学检查是辅助诊断梅毒的重要手段。

根据检测所用抗原不同，梅毒血清学试验分为两大类：一类为非梅毒螺旋体血清学试验（又称梅毒非特异性抗体试验），主要包括 VDRL、RPR、

TRUST 等；另一类为梅毒螺旋体血清学试验（又称梅毒特异性抗体试验），包括 TPPA、FTA-ABS、ELISA、CLIA、RT 等。临床上可根据实验室条件选择任何一类血清学检测方法作为筛查（初筛）试验，但初筛阳性结果需经另一类梅毒血清学检测方法复检确证，才能够为临床诊断或疫情报告提供依据。有条件时亦可同时做这两类试验。

A.4.2 非梅毒螺旋体血清学试验

A.4.2.1 原理

梅毒螺旋体一旦感染人体，人体迅速对被损害的宿主细胞以及梅毒螺旋体细胞表面所释放的类脂物质做出免疫应答，在 3 周 ~4 周产生抗类脂抗原的抗体（亦称为反应素）。这些抗体主要是 IgG 和 IgM 型混合抗体。非梅毒螺旋体试验是使用心磷脂、卵磷脂及胆固醇作为抗原的絮状凝集试验。反应素与心磷脂形成抗原抗体反应，卵磷脂可加强心磷脂的抗原性，胆固醇可增强抗原的敏感性。心磷脂、卵磷脂遇水形成胶体溶液，胆固醇遇水形成结晶。当抗原与抗体（反应素）混合发生反应时，后者即黏附胶体微粒的周围，形成疏水性薄膜。由于摇动、碰撞，使颗粒与颗粒互相黏附而形成肉眼可见的颗粒凝集和沉淀，即为阳性反应。如遇到非梅毒血清，因体液中的白蛋白多于球蛋白，而白蛋白对胶体颗粒有保护作用，形成亲水性薄膜，即使同样摇动、碰撞，由于抗原颗粒周围没有黏附免疫球蛋白的作用，不能形成较大颗粒，无肉眼可见的凝集和沉淀，因此为阴性反应。VDRL、RPR 和 TRUST 等试验均为此类试验，它们所采用的抗原成分相同，敏感性和特异性基本相似。

A.4.2.2 VDRL 玻片试验

A.4.2.2.1 材料

具体材料如下：

a）VDRL 试剂盒：含 VDRL 抗原（0.5mL）；VDRL 缓冲液，pH（6.0 ± 0.1），其配方为中性福尔马林 0.5mL，$Na_2HPO_4$0.037g，$KH_2PO_4$0.17g，NaCl10.0g，蒸馏水 1 000mL；标准针头（60 滴 /mL ± 1 滴 /mL），直径 14mm 漆圈玻片；VDRL 试验结果图片；

b）其他：0.85％NaCl 溶液（等渗盐水）；可调水平旋转器。

A.4.2.2.2 VDRL 抗原配制方法

具体方法如下：

a）吸取 0.3mL VDRL 缓冲液置 30mL 小瓶；

b）吸取 0.3mL VDRL 抗原迅速滴入小瓶内 VDRL 缓冲液中（约 4s），随后摇动 10s，使之混匀；

c）立即加 2.4mL VDRL 缓冲液，盖上瓶盖，来回颠倒摇动小瓶 10s 约 30 次，即为 VDRL 抗原，此抗原只能用 1d。

A.4.2.2.3 定性试验

具体步骤如下：

a）血清标本需 56℃灭活 30min 备用；

b）吸取 0.05mL 血清加入玻片圈内，将血清涂开至整个圈内；

c）用标准针头加入 1 滴抗原；

d）将玻片置旋转器上摇动 4min，（180±5）次 /min，立即置 10×10 倍显微镜下观察。

A.4.2.2.4　定量试验

经 VDRL 定性试验为阳性、弱阳性，或为可疑反应或阴性但临床怀疑为梅毒者，需做定量试验，前者需明确抗体滴度，后者为排除"前带现象"，具体步骤如下：

a）在反应板 1~8 孔各加等渗盐水 0.05mL。

b）吸取 0.05mL 血清标本（血清已灭活）置第 1 孔与等渗盐水混匀，吸取 0.05mL 稀释液至第 2 孔混匀，再吸取 0.05mL 至第 3 孔，如此连续稀释至第 8 孔，弃 0.05mL 稀释液。稀释度为原倍、1∶2、1∶4、1∶8、1∶16、1∶32、1∶64、1∶128，必要时可稀释至更高倍数。

c）每个稀释度加入抗原 1 滴。

d）旋转速度和时间同定性试验。

A.4.2.2.5　结果判读及报告

3+~4+：大或中等大小的絮状物，液体清亮。

2+：小到中等大小的絮状物，液体较清亮。

1+：小的絮状物，均匀分布，液体混浊。

-：仅见抗原颗粒集于中央一点或均匀分散。

结果报告：出现 1+~4+ 强度的凝集反应报告阳性，为产生凝集反应报告阴性。

A.4.2.3　RPR 环状卡片试验

A.4.2.3.1　原理

RPR 试验是 VDRL 试验的一种改良方法。该法是在抗原中加入活性炭颗粒作为指示物，加入了氯化胆碱，因此血清不需灭活。特制的白色纸卡替代了玻片。试验结果易于判断，肉眼即可观察。也可用血浆进行检测，试验结果可保存。抗原放 4℃冰箱可保存 1 年。

A.4.2.3.2　材料

材料如下：

a）RPR 试剂盒：含 RPR 抗原，直径为 18mm 圆圈的特制白色反应卡片，标准针头（60 滴 /mL±1 滴 /mL），RPR 试验结果图片；

b）其他：可调水平旋转器。

A.4.2.3.3　定性试验

具体步骤如下：

a）吸取 0.05mL 血清或血浆加于卡片圈内，并均匀地涂布在整个圈内（每张纸卡有 10 个或 12 个反应圈）；

b）将抗原轻轻摇匀，用标准针头吸取抗原，每个标本加 1 滴抗原；

c）将卡片置水平旋转器旋转 8min，（100 ± 5）r/min；

d）立即在明亮光线下观察结果。

A.4.2.3.4　结果判读及报告

参见 A.4.2.2.5。

A.4.2.3.5　定量试验

RPR 定量试验的指征与 VDRL 试验相同。其具体步骤如下：

a）在圈内加入 0.05mL 等渗盐水（一般作 6~8 个稀释度），勿将盐水涂开。

b）吸取 0.05mL 血清或血浆做系列稀释（1：2~1：64），当稀释到最后的第 6 孔时，弃去 0.05mL 稀释液。从第 6 孔起将血清稀释液涂布整个圈内，再涂布第 5 孔，依此向前到第 1 孔。

c）滴加抗原，旋转时间、速度和观察结果同定性试验。

A.4.2.4　TRUST 试验

A.4.2.4.1　原理

TRUST 试验原理与 RPR 试验原理相同。唯 TRUST 试验的抗原中加入甲苯胺红颗粒代替活性炭颗粒指示物，使阳性结果出现红色絮状现象，阴性结果见红色颗粒集于中央或均匀分散。

A.4.2.4.2　方法

TRUST 试验方法及结果判读均与 RPR 试验相同。

A.4.2.5　注意事项

A.4.2.5.1　实验环境温度应为 23℃~29℃，抗原应保存于 4℃冰箱，试验前应恢复到室温。抗原应防止冻结，以免抗原被破坏。

A.4.2.5.2　校准针头，VDRL、RPR 和 TRUST 等抗原为（60 ± 1）滴 /mL。

A.4.2.5.3　血液标本应防止污染，放置室温应在 24h 内完成。如血清 56℃灭活或放 4℃保存，在试验前应恢复适宜温度后再开始试验。

A.4.2.5.4　试验完毕，应立即观察结果。

A.4.2.6　临床意义

A.4.2.6.1　非梅毒螺旋体血清学试验方法简便、快速，敏感性和特异性较高。对一期梅毒的敏感性为 74%~87%，二期梅毒达 100%，三期梅毒 34%~94%。特异性 96%~99%。

A.4.2.6.2　非梅毒螺旋体血清学试验适用于各期梅毒的诊断。早期梅毒经治疗后血清滴度可下降或转阴，故可用于疗效观察、判愈、判定复发或再感染。也适用于人群的筛查、产前检查及健康体检等。

A.4.2.6.3　非梅毒螺旋体血清学试验可出现"前带现象",应在临床上注意识别。

A.4.2.6.4　VDRL 试验适用于神经梅毒的脑脊液检查,特异性高,但敏感性低。

A.4.2.6.5　非梅毒螺旋体血清学试验可在某些传染病及胶原性疾病时出现假阳性反应,因此对阳性反应结合临床进行鉴别,或作梅毒螺旋体血清学试验以进一步证实。

A.4.3　梅毒螺旋体血清学试验

A.4.3.1　基本原理

梅毒螺旋体血清学试验的基本原理:采用梅毒螺旋体提取物或其重组蛋白作为抗原,为特异性抗原,检测血清中抗梅毒螺旋体 IgG 或 IgM 抗体,其敏感性和特异性均较高。因 TPHA 的基本原理和方法与 TPPA 相似,且目前临床较少应用,故不赘述。

A.4.3.2　梅毒螺旋体颗粒凝集试验(TPPA)

A.4.3.2.1　原理

TPPA 试验用梅毒螺旋体提取物致敏明胶颗粒,此致敏颗粒与人血清中的抗梅毒螺旋体抗体结合,产生可见的凝集反应。明胶颗粒为玫瑰红色,便于肉眼观察结果。

A.4.3.2.2　材料

具体材料如下:

a)TPPA 试剂盒:含蒸馏水(标记为 A),用于溶解致敏颗粒、未致敏颗粒和质控血清;标本稀释液(标记为 B),用于稀释血清标本;致敏颗粒(标记为 C),冷冻干燥品,用前 30min 按规定量加 A 液溶解并混匀;未致敏颗粒(标记为 D),冷冻干燥品,用前 30min 按规定量加 A 液溶解并混匀;质控血清(标记为 E),冷冻干燥品,用时按规定量加入 A 液。

b)其他:U 型微量反应板、移液器、保湿盒、微量板振荡器。

A.4.3.2.3　方法

试验前试剂应恢复到15℃~30℃,具体方法如下:

a)B 液加至微量反应板孔内,第 1 孔 25μL,第 2 孔 100μL,第 3、4 孔各 25μL 液;

b)取血清 25μL 加至第 1 孔,混匀后取 25μL 至第 2 孔,混匀后取 25μL 至第 3 孔,混匀后取 25μL 至第 4 孔,混匀后弃去 25μL;

c)第 3 孔加 D 液(未致敏颗粒)25μL,第 4 孔加 C 液(致敏颗粒)25μL;

d)将反应板置振荡器振荡 30s;

e)置有盖湿盒,15℃~25℃避光孵育 2h 后,或放 4℃冰箱过夜观察结果。

A.4.3.2.4　结果

颗粒光滑覆盖整个孔底,有时边缘有折叠	4+ 阳性
颗粒光滑覆盖大部分孔底	3+ 阳性
颗粒光滑集聚覆盖孔底,周围有一颗粒环	2+ 阳性
颗粒光滑集聚覆盖孔底,周围有一明显颗粒环	1+ 阳性
颗粒沉集孔底,中央形成一小点	± 可疑
颗粒紧密沉积于孔底中央	− 阴性

A.4.3.2.5　报告方法

阳性报告:定性试验,血清在 1:80 以上稀释度与致敏颗粒发生凝集反应(1+ 或更强),与未致敏颗粒(第 3 孔)不发生凝集反应。

阴性报告:血清与致敏颗粒和未致敏颗粒均不发生凝集反应。

A.4.3.2.6　注意事项

微量反应板要清洁干净,孔内无异物。

加入血清后,使用微量板振荡器振荡反应板,而不可使用水平旋转仪。

试剂盒不可置于 0℃ 以下,防止冻结,不同批号试剂不可混合使用。

如未致敏颗粒出现凝集反应,应将血清进行吸收处理后再进行试验,或改用其他试验方法。

A.4.3.2.7　血清吸收处理

具体步骤如下:

a)取 0.95mL 已恢复体积的未致敏颗粒加入清洁的小试管内;

b)试管内加入 50μL 血清标本并充分混匀,置 15℃~25℃ 20min 或更长时间;

c)离心 2 000r/min,5min,取 25μL 上清液(血清标本稀释 1:20)置第 3 孔,注意不要混入颗粒;

d)自第 4 孔~第 10 孔各加 25μLB 液;

e)自第 3 孔吸 25μL 至第 4 孔,混匀后吸 25μL 至第 5 孔,如此稀释至第 10 孔,弃去 25μL;

f)按定量试验法加入 D 液和 C 液,将反应板置微量板振荡器上振荡 30s,置湿盒内,15℃~25℃ 孵育 2h 观察结果。

A.4.3.3　荧光螺旋体抗体吸收试验(FTA-ABS)

A.4.3.3.1　原理

FTA-ABS 试验以完整形态的梅毒螺旋体 Nichol 株作为抗原,加上经吸收剂(用梅毒螺旋体 Reiter 株制备而成)处理过的患者血清形成抗原抗体复合物,再加异硫氰酸荧光素标记的抗人免疫球蛋白,与血清梅毒螺旋体抗体结合。在荧光显微镜下,螺旋体显示苹果绿色的荧光,即为阳性反应。

A.4.3.3.2　材料

具体材料如下:

　　a）梅毒螺旋体抗原玻片，有直径 0.5cm 涂布梅毒螺旋体的圆圈，在高倍镜下每视野不少于 30 条螺旋体，丙酮固定；

　　b）吸收剂（5mL 冷冻干燥品），由体外培养的 Reiter 株螺旋体制备而成，使用前用无菌蒸馏水恢复原体积；

　　c）荧光抗体，用荧光素标记羊或鼠抗人免疫球蛋白；

　　d）血清稀释板。

A.4.3.3.3　方法

　　具体方法如下：

　　a）将血清标本于 56℃灭活 30min，备用；

　　b）吸收剂加入 5mL 无菌蒸馏水，用作血清的稀释；

　　c）血清标本和吸收剂按 1∶5~1∶20 稀释，混匀后置有盖湿盒内于 35℃~37℃孵育 30min；

　　d）将系列稀释的血清分别加到抗原片上（每孔不少于 30μL），放入有盖湿盒内，置 35℃~37℃孵育 30min；

　　e）用 0.01mol/L 的 PBS 冲洗抗原片，用磁力搅拌器低速以 0.01mol/L PBS 溶液洗涤抗原片，每 5min 更换 PBS 液 1 次，共 3 次，最后一次用蒸馏水冲洗一遍，冷风吹干备用；

　　f）抗原片每个圈内加 30μL 荧光抗体（荧光抗体稀释为工作液），放湿盒 35℃~37℃孵育 30min；重复步骤 e 的洗涤和吹干；

　　g）抗原片加固封剂（甘油缓冲液）1 滴，覆以盖玻片，在荧光显微镜下观察；

　　h）试验对照：每批次试验包括下列对照：

　　——4+ 阳性血清和 1+ 阳性血清对照，血清用 PBS 液和吸收剂分别按 1∶5~1∶20 稀释；

　　——非特异血清对照；

　　——染色对照：用 0.01mol/L PBS 和吸收剂分别替代荧光抗体。

A.4.3.3.4　结果判读与报告

　　与不同阳性强度的对照血清相比，荧光显微镜下梅毒螺旋体的荧光强度等于或强于 1+ 对照血清，判断和报告为阳性结果；无荧光判断为阴性结果；有微弱荧光但弱于 1+ 对照血清判断为临界反应，需重复试验或用其他梅毒螺旋体血清学试验证实。

A.4.3.4　梅毒螺旋体酶联免疫吸附试验（ELISA）

A.4.3.4.1　原理

　　该试验是用经纯化及超声裂解处理的梅毒螺旋体，或经纯化的梅毒螺旋体重组蛋白作为抗原包被固相板条，加上患者血清和辣根过氧化酶标记的抗人 IgG 抗体，利用酶免疫法检测患者血清中的抗梅毒螺旋体特异性抗体。

A.4.3.4.2　材料

具体材料如下：

a）ELISA 试剂盒：含包被梅毒螺旋体抗原的反应板（96 孔），标本稀释液，洗涤液，使用前按说明书要求稀释，酶结合物，底物液（A 液和 B 液），反应终止液，阳性对照血清，阴性对照血清；

b）其他：酶标检测仪，洗板机等。

A.4.3.4.3　方法

具体方法如下：

a）取标本稀释液 100μL 加到反应板孔内，再加入待检血清 10μL，同时作阳性和阴性对照，置 37℃孵育 30min；

b）洗涤液洗板 5 次，拍干；

c）每孔加酶结合物 100μL，置 37℃孵育 15min；

d）洗涤液洗板 5 次，拍干；

e）每孔加底物液 A 液、B 液各 1 滴（各 50μL），37℃避光孵育 15min；

f）每孔加终止液 1 滴（50μL）终止反应；

g）置酶标检测仪 450nm 波长测定光密度（OD 值）。

A.4.3.4.4　结果判定

阈值（cut off）＝ 0.10+ 阴性对照平均 OD 值（阴性对照 OD 值＜ 0.05 时按 0.05 计算）。

标本 OD 值＜阈值时，结果为阴性。

标本 OD 值≥阈值，结果为阳性（或按各诊断试剂要求判定结果）。

A.4.3.4.5　注意事项

试剂盒置 4℃~8℃保存。

不同批号试剂不能混用。

严格按试剂盒说明书要求操作。

反应的温度和时间应严格控制。

A.4.3.5　梅毒螺旋体快速检测试验（RT）

A.4.3.5.1　原理

以硝酸纤维膜为载体，将重组的梅毒螺旋体抗原固定在膜上，待检标本（全血、血清或血浆）与标记的梅毒螺旋体特异性抗原结合并沿着固相载体迁移，阳性结果在膜上特定部位显示出有色条带，可以直接判读结果。

A.4.3.5.2　材料

试剂盒：主要包括测试板、一次性滴管。

A.4.3.5.3　方法

不同试剂盒检测步骤有所不同，其基本流程如下：

a）用一次性滴管或移液器滴加一定量待检标本（全血、血清或血浆）于加样孔中；

b）立即在加样孔中加入一定量的缓冲液；

c）置室温反应 15min~20min。

A.4.3.5.4　结果判定

在规定时间内判读结果。

观察质控条带，判断试验有效性，如没有出现质控条带，说明试验无效，需重复试验。

测试区（T）和质控区（C）内，两条显色条带同时出现，报告阳性结果。仅质控区（C）出现一条显色条带，测试区（T）内无显色条带出现，报告阴性结果。

A.4.3.5.5　注意事项

如果结果存在疑问，可用 TPPA 或其他方法进行重复试验。

如出现无效结果，重新测试。如果问题仍然存在，应停止使用此批号产品。

A.4.3.6　梅毒螺旋体化学发光免疫试验（CLIA）

A.4.3.6.1　原理

是利用双抗原夹心法化学发光免疫分析原理，采用梅毒螺旋体多种特异抗原包被固相发光微孔板，用辣根过氧化酶标记相同蛋白抗原作为标记抗原，与样本中的梅毒螺旋体抗体形成双抗原夹心复合物后，加入化学发光底物液，测定其发光值，根据阈值判定结果。

A.4.3.6.2　材料

具体材料如下：

a）CLIA 试剂盒：含包被梅毒螺旋体抗原的微孔板（96 孔），酶标记物，化学发光底物液 A、B，洗涤液，封板膜，阳性对照血清，阴性对照血清等；

b）其他：化学发光免疫分析仪，洗板机，微量振荡器等。

A.4.3.6.3　方法

对于手工操作实验按以下操作程序进行（采用全自动化学发光分析则根据试剂使用说明书操作）：

a）准备：自 4℃冰箱中取出试剂盒，室温（20℃~27℃）平衡 30min；

b）实验设计：将微孔板从密封袋中取出，设空白对照 1 孔，阴性对照 2 孔，阳性对照 3 孔，根据设计的样本数量在板架上放好微孔板条；

c）加样：除空白对照孔外，其余每孔分别加入阳性对照、阴性对照、质控品或样本 100μL；

d）温育：用微量振荡器振荡混匀 5s，用封板膜封闭微孔板，置 37℃温育 60min；

e）洗板：洗涤液洗板 5 次，拍干；

f）加酶标记物：除空白对照孔外，其余每孔加入酶标记物 100μL；

g）洗板：洗涤液洗板 5 次，拍干；

h）加底物液：每孔加入现配的化学发光底物工作液 100μL，用微量振荡器振荡混匀 5s；

i）测量：加入底物液后室温（20℃~27℃）静置避光反应 5min，立即在微孔板发光分析仪上依序测量各孔的发光值（RLU）。

A.4.3.6.4 结果判定

根据化学发光分析仪测量的 RLU 自动判读结果。标本 RLU ≥阈值报告阳性，<阈值报告阴性（或按各诊断试剂要求判定结果）。

A.4.3.6.5 注意事项

检测结果要及时进行测量，否则可能会引起较大的测量误差。

血清标本应注意不含或极少含红、白细胞，否则可能会导致假阳性结果。

高血脂或者溶血样本、受到微生物污染样本及反复冻融或者热灭活后的样本均会影响检测的准确性而导致错误的结果。

84 消毒液等强氧化剂能引起发光底物液发生反应，导致结果误判，故化学发光操作实验室应禁止使用此类消毒剂。

A.4.3.7 临床意义

A.4.3.7.1 梅毒螺旋体血清学试验的敏感性和特异性均较高，一期梅毒的敏感性为 70%~100%，二期梅毒达 100%，三期梅毒 95%~98%，特异性 94%~100%。

A.4.3.7.2 梅毒螺旋体血清学试验多用作证实试验，特别是隐性梅毒及一些非梅毒螺旋体血清学试验阴性而又怀疑为梅毒的患者。也可适用于人群的筛查、产前检查及健康体检等。但不能用于观察疗效、判断复发及再感染。

A.4.3.7.3 梅毒螺旋体血清学试验偶可出现生物学假阳性反应。

A.4.3.8 梅毒螺旋体 IgM 抗体检测

A.4.3.8.1 原理

测定梅毒螺旋体 IgM 抗体方法的基本原理是分离血清中的 IgM 和 IgG 抗体后，再采用相应的梅毒螺旋体血清学试验检测。亦可采用抗 IgM 单克隆抗体的 ELISA 法以及免疫印迹法等进行检测。此处介绍免疫印迹法。

A.4.3.8.2 材料

试剂盒：免疫印迹法主要包括缓冲液、酶结合物、底物、免疫印迹检测膜、温育反应槽等。

A.4.3.8.3 方法

基本流程如下：

a）在置有检测膜的温育反应槽中加缓冲液,温育一定时间后吸去;

b）立即加入血清,反应一定时间后吸去;

c）用缓冲液清洗检测膜3次;

d）加入酶结合物,反应一定时间后吸去;

e）加入底物,反应一定时间后吸去;

f）加入蒸馏水终止反应,判读结果。

A.4.3.8.4　结果判定

在规定时间内判读结果。观察质控条带,判断试验有效性,如没有出现质控条带,说明试验无效,需重复试验。

根据测试区显色条带出现情况,报告阳性或阴性结果。

A.4.3.8.5　注意事项

如出现无效结果,重新测试。如果问题仍然存在,应停止使用此批号产品。

A.4.3.8.6　临床意义

检测到IgM抗体有助于对胎传梅毒、神经梅毒及一期梅毒早期的诊断。

A.5　梅毒的组织病理

A.5.1　梅毒的基本病理变化

梅毒的基本病理变化如下:

a）血管内膜炎:特别是小动脉内皮细胞肿胀与增生;

b）血管周围炎:血管周围大量淋巴细胞和浆细胞浸润;

c）二期梅毒后期和三期梅毒常见上皮样细胞和多核巨细胞等组成的肉芽肿性浸润;

d）银染色、免疫组化染色和PCR检测可发现组织中的梅毒螺旋体病原体。

A.5.2　一期梅毒

损害边缘表皮棘层增生肥厚,可表现为假性上皮瘤样增生,海绵形成,淋巴细胞和中性粒细胞移入表皮。

近中心表皮逐渐变薄,出现水肿及炎症细胞浸润。病损中央可形成溃疡。

真皮乳头水肿,真皮血管内皮细胞明显肿胀、增生、闭塞具有特征性,血管周围致密的淋巴细胞、组织细胞,少量的中性粒细胞和浆细胞浸润。胶原纤维间有大量黏液样物质沉积。

银染色在真皮血管周围的细胞间隙、巨噬细胞、内皮细胞和表皮中可见梅毒螺旋体。

A.5.3　二期梅毒

A.5.3.1　斑疹、丘疹和丘疹鳞屑性皮损

表皮正常或棘层增生肥厚,海绵形成,基底细胞液化变性,中性粒细胞移

入表皮,形成海绵状脓疱,可有角化不全。

真皮乳头水肿,真皮血管扩张,管壁增厚,内皮细胞肿胀,血管周围淋巴细胞、组织细胞和大量浆细胞浸润。浸润的炎症细胞围绕血管呈袖套状。也可出现真皮浅层苔藓样浸润或毛囊汗腺周围明显炎症细胞浸润。

银染色约1/3的病例可见梅毒螺旋体,也可以用免疫组化染色加以证实。

A.5.3.2　扁平湿疣

表皮明显增生,海绵形成,中性粒细胞移入和表皮内微脓肿形成,含大量梅毒螺旋体。

真皮内大量浆细胞、淋巴细胞等炎症细胞致密浸润,血管病变明显。

A.5.4　三期梅毒

表皮一般没有明显变化,真皮内由上皮样细胞、常有多核巨细胞组成的肉芽肿,周围大量淋巴细胞及浆细胞等炎症细胞浸润,其中含较多血管,血管病变较二期轻。

结节型:表现为结核样肉芽肿改变,浸润限于真皮,肉芽肿较小,干酪样坏死不广泛,甚或缺如,周围淋巴细胞和少量浆细胞浸润。大血管不受累。

树胶肿型:浸润侵及真皮和皮下组织,有大量浆细胞、淋巴细胞、上皮样细胞和多核巨细胞,病损中央形成广泛的干酪样或树胶样坏死。可见残留的坏死细胞和结缔组织,病变处弹性纤维被破坏,炎症愈重破坏亦愈重。常见动脉内膜炎。梅毒螺旋体数量很少。

A.5.5　内脏梅毒

病理变化为两种,树胶肿性及弥漫性间质性炎症。树胶肿同皮肤树胶肿。弥漫性间质性炎症表现为小血管周围及血管壁淋巴细胞和浆细胞浸润,闭塞性动脉炎,组织结构逐渐纤维化。

A.5.6　胎传梅毒

无一期梅毒硬下疳的局部病变,其余皮肤病变与获得性各期梅毒相同。其不同者为早期胎传梅毒可有水疱-大疱病变。其病理变化为:

a)其水疱顶部为1~2层疏松幼稚表皮细胞;

b)疱液内含多少不等单核及中性粒细胞及脱落表皮细胞;

c)真皮呈弥漫性急性炎症浸润,浸润细胞为中性粒细胞及淋巴细胞,无浆细胞;

d)银染色或免疫组化染色可在疏松的组织间隙中及疱液内发现大量梅毒螺旋体。

附录 5　淋病诊断（WS 268—2019）

1　范围

本标准规定了淋病的诊断依据、诊断原则、诊断和鉴别诊断。

本标准适用于全国各级各类医疗卫生机构及其医务人员对淋病的诊断。

2　术语和定义

下列术语和定义适用于本文件。

2.1　淋球菌 gonococcus

淋病奈瑟菌（*Neisseria gonorrhoeae*）的简称，又称淋病双球菌，是奈瑟（Albert Neisser）于 1879 年首先在淋病患者的脓性分泌物涂片中发现，为革兰阴性菌，常成对排列，菌体呈肾形或蚕豆形，大小 0.6μm~0.8μm。在淋球菌培养基孵育后，可形成圆形稍隆起、光滑、半透明的露滴状菌落。淋球菌的生化反应只分解葡萄糖，产酸不产气，不分解麦芽糖、蔗糖和乳糖。

2.2　淋病 gonorrhoea

由淋球菌感染泌尿生殖系统、肛门直肠、咽部等所致的，以化脓性炎症为主要特征的一种性传播疾病。主要通过性接触传播，引起尿道炎、宫颈炎、直肠炎、咽炎等，如不及时治疗可向周围组织扩散引起相应的并发症和后遗症，甚至通过血行播散引起脑膜炎、心内膜炎等；也可通过母婴传播引起新生儿眼炎等。

3　诊断依据

3.1　流行病学史

有不安全性行为史，或性伴感染史，或多性伴史。新生儿患者的母亲有淋病史。

3.2　临床表现

3.2.1　潜伏期

1d~10d，常为 3d~5d。

3.2.2　无合并症淋病

3.2.2.1　男性淋菌性尿道炎最初症状为尿道口痒、有稀薄或黏液脓性分泌物,多数患者 24h 后症状加剧,出现尿痛、烧灼感、分泌物增多,为黏稠的深黄色脓液,可伴有尿频、尿急。严重者可出现龟头、包皮内板红肿,有渗出物或糜烂,包皮水肿,可并发包皮嵌顿。查体可见尿道口红肿充血及脓性分泌物。

3.2.2.2 女性症状比男性轻,部分患者可无明显症状。在成年女性淋病主要引起宫颈炎,可同时或单独有尿道炎,有症状者常出现白带增多、发黄,有的伴下腹痛、尿痛、尿频和尿急。妇科检查时宫颈充血、红肿,易接触出血,宫颈口有黏液脓性分泌物。女童患者表现为弥漫性阴道炎继发外阴炎,可见阴道口、尿道口、会阴部红肿,病变部位可出现糜烂、溃疡和疼痛,阴道有脓性分泌物,排尿困难等。

3.2.3 有合并症淋病

3.2.3.1 治疗不及时部分患者可出现合并症,男性主要为附睾炎、睾丸炎和前列腺炎。附睾炎、睾丸炎发病急,初起时阴囊或睾丸有牵引痛,进行性加重,且向腹股沟处扩散,常有发热、全身不适。检查可见附睾和/或睾丸肿大、压痛,病情严重时可触及肿大的精索及腹股沟淋巴结。病变后期可引起附睾结缔组织增生、纤维化和输精管闭锁,引起不育。前列腺炎表现为发热、尿痛、尿频、尿急,有排尿不尽感和会阴胀痛,前列腺肛检有明显压痛和肿大。前列腺分泌物中有大量脓细胞、卵磷脂小体减少。此外,男性还可并发其他合并症如尿道旁腺炎、尿道周围脓肿、海绵体炎、龟头炎或龟头包皮炎、尿道狭窄等。

3.2.3.2 女性合并症主要为盆腔炎,包括子宫内膜炎、输卵管炎、输卵管卵巢脓肿、腹膜炎等。好发于育龄妇女,多数病人有白带增多,且为脓性或血性。全身症状明显,如畏寒、发热、头痛、厌食、恶心、呕吐、双下腹痛。检查可见下腹压痛、触痛和肌紧张,尿道、宫颈等处有脓性分泌物。可发展为输卵管卵巢脓肿或盆腔脓肿,此时可在附件和阴道后穹隆处触及肿物,触痛明显,按之有波动感,如果脓肿破裂,则有腹膜炎甚至中毒性休克等表现,以后可造成输卵管粘连、阻塞以致不孕或异位妊娠。此外女性还可并发前庭大腺炎,表现为前庭大腺红肿、疼痛,腺体开口处有脓性分泌物,大阴唇下 1/2 肿胀明显,还可伴有全身症状和腹股沟淋巴结肿大。

3.2.4 泌尿生殖道外的淋病

3.2.4.1 淋菌性眼炎

新生儿淋菌性眼炎常为经患淋病母亲产道分娩时感染所致,多为双侧性,一般于生后 3d 内出现症状。成人淋菌性眼炎多为自我接种感染或密切接触被分泌物污染的物品所致,单侧或双侧。临床表现为睑结膜充血水肿,有较大量脓性分泌物,治疗不及时角膜可失去光泽,继而溃疡,甚至发生穿孔及全眼球炎,最后可导致失明。

3.2.4.2　淋菌性咽炎

主要由于口交所致。多数患者无症状或症状轻微,少数可表现为咽部疼痛、灼热,吞咽困难。查体可见咽黏膜充血,扁桃体红肿,有脓性分泌物附着于咽后壁。

3.2.4.3　淋菌性直肠炎

多见于肛交后。多数患者为无症状感染,少数表现为肛门瘙痒、疼痛或坠胀感,排便时加重,有脓性分泌物排出。查体可见直肠黏膜肿胀、充血、糜烂、渗血。

3.2.5　播散性淋球菌感染

淋球菌通过血行播散至全身,临床罕见。表现为发热、寒战、皮损、关节疼痛等。皮损初起为红色小丘疹、红斑,继而出现水疱或脓疱。关节受累好发于膝、肘、腕等关节,表现为关节疼痛、局部肿胀、关节腔内积液和关节活动受限,即为淋菌性关节炎。可发生致命的并发症如淋菌性脑膜炎、心内膜炎、心包炎、心肌炎、肝周炎甚至败血症等。

3.3　实验室检查

3.3.1　涂片革兰染色镜检

临床疑似患者取分泌物,涂片,做革兰染色镜检,可见典型的多形核白细胞内革兰阴性双球菌。有明显尿道症状的男性淋菌性尿道炎尿道分泌物标本镜检阳性有确诊价值。见附录A。

3.3.2　淋球菌培养

取尿道或宫颈分泌物,或其他临床标本做淋球菌培养,可从临床标本中分离到形态典型、氧化酶试验阳性的菌落。取菌落做涂片检查,可见革兰阴性双球菌,糖发酵试验分解葡萄糖,不分解其他糖。

3.3.3　淋球菌核酸检测

取尿液、尿道或宫颈分泌物标本做淋球菌核酸检测阳性,见附录B。

4　诊断原则

依据流行病学史、临床表现及实验室检查进行综合分析,做出诊断。

5　诊断

5.1　疑似病例

男性淋菌性尿道炎病例符合3.1和3.2;其他病例符合3.1、3.2和3.3.1。

5.2　确诊病例

男性淋菌性尿道炎病例符合3.1和3.2,同时符合3.3中任一项;其他病例符合 3.1 和 3.2,同时符合 3.3.2 或 3.3.3。

6 鉴别诊断

6.1 生殖道沙眼衣原体感染

潜伏期长,平均 1 周 ~3 周,症状较轻微或无症状。主要表现为尿道刺痛或痒感,部分伴有轻重不等的尿频、尿急、尿痛。尿道口或宫颈充血、水肿,可有少量稀薄浆液性或浆液脓性分泌物。沙眼衣原体检查阳性。

6.2 其他

6.2.1 非特异性尿道炎

与性病无关的细菌性尿道炎,如继发于包茎的尿路感染,或继发于尿道导管插入术和其他尿道器械操作引起的损伤后感染。镜检常为革兰阳性球菌。

6.2.2 念珠菌性阴道炎

外阴、阴道瘙痒,白带增多,呈白色凝乳样或豆腐渣样,可有异味,大小阴唇潮红肿胀,阴道黏膜充血水肿,有乳白色薄膜黏附,除去薄膜可见轻度糜烂,白膜镜检可见大量卵形孢子及假菌丝。

6.2.3 滴虫性阴道炎

外阴瘙痒,有大量黄白色或黄绿色分泌物,呈泡沫状,有腥臭味,阴道黏膜及宫颈明显充血并有斑点状出血,宫颈可呈特征性草莓状外观,分泌物镜检可见毛滴虫。

6.2.4 细菌性阴道病

白带增多,呈灰白色或灰绿色,均匀一致如面糊状黏附于阴道壁,有鱼腥样恶臭,pH 增高,胺试验阳性,涂片可见乳酸杆菌减少,革兰阴性菌增多,有大量椭圆形短杆状加特纳菌,可查见线索细胞。

附录A(规范性附录) 淋球菌感染的实验室诊断方法

A.1 标本的采集

A.1.1 取材拭子

藻酸钙拭子、普通棉拭子及涤纶拭子均可采用,但核酸检测应采用试剂盒配套拭子。

A.1.2 取材部位

淋球菌的易感细胞是柱状上皮细胞。应根据患者的年龄、性别、性接触方式、临床表现及诊断试验的方法决定标本采集的适合部位。同一患者行多部位取材可增加检出阳性率。对男性异性恋患者,一般仅采集尿道标本,有口交史者加取咽部标本;对男男性行为者应采集尿道、直肠及咽部标本;对女性患者常规采集宫颈标本,必要时从尿道、直肠、咽部、前庭大腺和尿道旁腺取材;对幼女采集阴道分泌物;对播散性淋球菌感染者,除泌尿生殖道标本外,还可采集血液、关节液或皮损标本。对新生儿眼炎患者采集眼结膜分泌物,对其母亲采集宫颈、尿道或直肠标本。

A.1.3　不同类型标本的采集方法

A.1.3.1　尿道拭子

对男性患者,先用生理盐水清洗尿道口,将男用取材拭子插入尿道内2cm~3cm,稍用力转动,保留5s~10s后取出。对女性患者,可用手指自耻骨联合后沿女性尿道走向轻轻按摩尿道,用同男性相似的方法取材。在采集尿道拭子前患者应至少1h没有排尿。

A.1.3.2　宫颈拭子

取材前用温水或生理盐水湿润扩阴器,应避免使用防腐剂和润滑剂,因为这些物质对淋球菌的生长有抑制作用。如果宫颈口外面的分泌物较多,先用无菌棉拭子清除过多的分泌物。将女用取材拭子插入宫颈管内1cm~2cm,稍用力转动,保留5s~10s后取出。

A.1.3.3　直肠拭子

将取材拭子插入肛管内2cm~3cm,接触直肠侧壁10s,避免接触粪团,从紧靠肛环边的隐窝中取出分泌物。如果拭子碰到粪团,应更换拭子重新取材。有条件时可在直肠镜的直视下采集直肠黏液脓性分泌物。

A.1.3.4　阴道拭子

青春期前女孩可采集阴道标本。将取材拭子置于阴道后穹隆10s~15s,采集阴道分泌物。如果处女膜完整,则从阴道口取材。

A.1.3.5　咽拭子

将取材拭子接触咽后壁和扁桃体隐窝采集分泌物。

A.1.3.6　眼结膜拭子

翻开下眼睑,用取材拭子从下眼结膜表面采集分泌物。

A.1.3.7　尿液

在采集尿液标本前患者应至少1h没有排尿,用无菌、无防腐剂的塑料容器收集前段尿液10mL~20mL。24h以内检测的尿液,应置于4℃冰箱保存,超过24h检测时,应冻存于−20℃或−70℃冰箱。

A.1.4　标本的运送

淋球菌的抵抗力弱,对热敏感,不耐干燥。取材后标本若不能立即接种于分离培养基,需置于运送培养基中。Amies培养基及Stuart培养基为常用的两种非营养型运送培养基。置于运送培养基中的标本应在12h内送到实验室,接种于选择性的分离培养基,分离阳性率可达90%以上。超过24h则分离阳性率下降。

A.2　实验室诊断方法

A.2.1　革兰染色镜检

A.2.1.1　仪器和材料

显微镜及革兰染液。

A.2.1.2　革兰染色方法

A.2.1.2.1　涂片固定:取材后将拭子在玻片上轻轻滚动一下,制成薄而均匀的涂片,自然干燥后将涂片(涂膜面向上)迅速通过火焰2次~3次,加热固定。应避免加热过度使细胞形态扭曲。

A.2.1.2.2　革兰染色步骤如下:

1)将结晶紫溶液铺满在涂片的涂膜面上,染色30s~60s,流水轻轻冲洗。

2)将碘液铺满涂膜面上,染色30s~60s,流水轻轻冲洗。

3)用乙醇或丙酮脱色,至涂膜无蓝色脱下为止。一般需10s~20s(时间长短取决于涂片的厚薄,应避免过度脱色),流水轻轻冲洗。

4)用碱性复红或沙黄染液复染60s,流水冲洗后用吸水纸轻轻吸干。

A.2.1.2.3　结果观察:在光学显微镜(100倍物镜或油镜)下检查涂片。检查时注意观察细胞类型(如上皮细胞、多形核白细胞),病原体的染色特性(革兰阳性或阴性)、形状(球状或杆状)及位置(细胞内或细胞外)等。淋球菌为革兰阴性菌,常成对排列,菌体呈肾形,二菌长轴平行,接触面平坦或稍凹,位于多形核白细胞内。

A.2.1.2.4　结果报告:多形核白细胞内见到形态典型的成对的革兰阴性双球菌为阳性;多形核白细胞外见到形态典型的革兰阴性双球菌为可疑;有或无多形核白细胞但无革兰阴性双球菌为阴性(可仅报告多形核白细胞数)。

A.2.1.2.5　临床意义:革兰染色的敏感性和特异性取决于标本的类型。对来自男性淋菌性尿道炎的尿道分泌物标本,其敏感性及特异性可高达95%~99%,具有诊断价值。但检测宫颈标本、无症状男性尿道拭子及取自直肠标本时,其敏感性仅为40%~70%,故应采取分离培养方法鉴定。不推荐用革兰染色直接显微镜检查诊断直肠和咽部淋球菌感染,亦不能用于疗后判愈。如果在多形核白细胞外见到形态典型的革兰阴性双球菌,需做培养进行确证。

A.2.2　淋球菌的分离培养

A.2.2.1　培养基

分离淋球菌一般选用营养丰富的选择性培养基。常用的选择性培养基有改良的Thayer-Martin(T-M)培养基、含抗生素的血液琼脂或巧克力琼脂培养基。可购买商品化的培养基或实验室自配,培养基应密封在塑料袋中,于4℃冰箱贮存,贮存时间不应超过3周,时间过久则分离率降低。分述如下:

a）Thayer-Martin（T-M）培养基

1）成分。包括 GC 基础培养基，血红蛋白粉，VCNT 抑菌剂（含万古霉素、多黏菌素、三甲氧苄胺嘧啶和制霉菌素），Iso-Vitalex 增菌剂。

2）配制方法。以配制 500mL 培养基为例，步骤如下：

● 称取 GC 琼脂粉 18g，置一烧瓶中，加 235mL 蒸馏水，摇匀后置沸水浴 15min~30min，使琼脂完全溶解；

● 称取血红蛋白粉 5g，加于乳钵内，用 250mL 蒸馏水分次研磨溶解后，置沸水浴 15min~30min；

● 将上述两种溶液置于 121℃高压灭菌 15min，冷却至 50℃，在无菌条件下将血红蛋白溶液缓慢加入到琼脂液内，弃去可能存在的血红蛋白沉渣；

● 取 1 小瓶 Iso-Vitalex 增菌剂，用所附的一小瓶稀释液溶解后加入到步骤 3 所配的混合液中，边加边摇；

● 取一小瓶 VCNT 抑菌剂，用 5mL 无菌蒸馏水溶解后加入到步骤 4 所配的混合液中，边加边摇；

● 在无菌条件下将配好的培养基分装入无菌平皿中，待凝固后，用塑料袋封存，置 4℃冰箱保存备用。

b）GC 血液琼脂培养基

1）成分。包括 GC 基础培养基和脱纤维羊血。

2）配制方法。以配制 500mL 培养基为例，步骤如下：

● 取 GC 琼脂粉 18g，置一烧瓶中，加 450mL 蒸馏水，摇匀后置沸水浴 15min~30min，使琼脂完全溶解；

● 将 GC 琼脂溶液置于 121℃高压灭菌 15min，冷却至 50℃；

● 在无菌条件下将 50mL 脱纤维羊血（羊血在临用前置 37℃水浴预热）加入到琼脂溶液中，摇匀后分装于无菌平皿中，待凝固后，置塑料袋封存，置 4℃冰箱保存备用。

c）Amies 运送培养基

1）成分。活性炭 5g，氯化钠（NaCl）1.5g，磷酸氢二钠（Na_2HPO_4）0.575g，磷酸二氢钾（KH_2PO_4）0.1g，氯化钾（KCl）0.1g，硫代乙酸钠 0.5g，氯化钙（CaCl）0.05g，氯化镁（MgCl）0.05g，琼脂 2g，蒸馏水 500mL。

2）配制方法。以配制 500mL 培养基为例，步骤如下：

● 将各种成分加到 500mL 蒸馏水中，充分混合；

● 121℃高压灭菌 15min，冷却至 50℃，然后分装于小管中，每管 6mL。在分装时，不时摇动混匀琼脂，以使活性炭末处于均匀混悬状态；

● 置 2℃~8℃可储存 6 个月。

A.2.2.2　接种标本

取材后标本应尽可能及早接种。培养基应先置于室温中预温。将取材的拭子转动涂布于平皿的上 1/4 范围,然后用接种环分区划线,以保证获得较纯的单个菌落。

A.2.2.3　培养条件

接种标本后,立即将平皿置于(36±1)℃,含 5%~10%CO_2,湿润(70%湿度)的环境中培养。淋球菌为需氧菌,但初代分离需要 CO_2。CO_2 环境可由 CO_2 培养箱、CO_2 产气袋或烛缸提供。使用烛缸时,应使用白色、无芳香味的无毒蜡烛。在烛缸底部放些浸水棉球以保持一定的湿度。

A.2.2.4　观察结果

培养 24h 后检查平皿,此时没有菌生长的平皿应继续培养至 72h,仍无菌生长才可丢弃,做出淋球菌培养阴性的报告。因为某些菌株,如 AHU⁻ 营养型菌株生长缓慢,且菌落小。如果培养时间不足 72h,它们可能会被忽略。对选择性培养基上分离的可疑菌落应做进一步鉴定。

A.2.2.5　淋球菌的初步鉴定

A.2.2.5.1　菌落特征。选择性培养基上分离出的淋球菌菌落大小及形态随培养基及培养时间的不同可有差异。一般而言,在 TM 平皿上生长 24h 后直径大约为 0.5mm~1mm,呈圆形、凸起、湿润、光滑、半透明或灰白色菌落,通常有黏性。培养 48h 后菌落直径可达 3mm,边缘平滑或呈锯齿状,表面粗糙。

A.2.2.5.2　氧化酶试验。淋球菌具有氧化酶,能将氧化酶试剂氧化成醌类化合物,出现颜色反应。鉴定事项如下:

a)试剂。包括盐酸四甲基对苯二胺及盐酸二甲基对苯二胺,前者更敏感,工作液为 0.5%~1% 水溶液。

b)方法。将氧化酶试剂滴加于可疑菌落上,观察颜色变化。也可先将试剂滴在一小张滤纸上,然后用白金耳或塑料接种环(含铁接种环可与氧化酶试剂发生反应,产生假阳性)挑取可疑菌落与之接触;或先将菌落涂在滤纸上,再滴加试剂,观察有无颜色变化。

c)结果。在 10s~15s 内出现深紫红色(二甲基对苯二胺)或深紫兰色(四甲基对苯二胺)即为阳性反应。

d)注意事项。氧化酶试剂对细胞有毒性,可迅速杀死淋球菌。因此,需保留菌株时应注意不要将试剂滴于全部可疑菌落上,留一部分菌落做传代培养。

e)临床意义。淋球菌氧化酶试验为阳性,但氧化酶反应并非特异性试验。所有奈瑟菌属细菌及许多其他细菌包括多数弧菌、布氏菌属、绿脓杆菌及嗜血杆菌属等氧化酶反应亦呈阳性。如氧化酶阴性,一般可排除淋球菌。

A.2.2.5.3　革兰染色。取单个可疑菌落制备涂片做革兰染色,在油镜下检查。24h 的新鲜菌落可见到呈典型肾形的革兰阴性双球菌(约占 25%),其余呈单球、四联或八叠形。超过 48h 的较老培养物,因细菌自溶,革兰染色常难以说明问题。

A.2.2.6　淋球菌的确认鉴定

A.2.2.6.1　注意事项

对于取自泌尿生殖道的标本,在选择性培养基上分离出氧化酶阳性的革兰阴性双球菌一般可诊断为淋球菌,准确率98%。但对取自泌尿生殖道以外部位的标本,来自低危人群如儿童的分离株,以及涉及医疗法律案例的分离株,应对培养的菌株经糖发酵试验进一步鉴定确证。

A.2.2.6.2　糖发酵试验

该试验检测奈瑟球菌分解特定糖类(葡萄糖、麦芽糖、乳糖及蔗糖)而产酸的能力。根据淋球菌仅分解葡萄糖,脑膜炎球菌分解葡萄糖和麦芽糖等可将淋球菌与其他奈瑟球菌加以鉴别。鉴定事项如下:

a)试剂。配制20%的葡萄糖、麦芽糖、乳糖及蔗糖,过滤除菌。配制缓冲平衡盐指示溶液(BSS):每1L中含磷酸氢二钾(K_2HPO_4)0.4g、磷酸二氢钾(KH_2PO_4)0.1g、氯化钾(KCl)8.0g、酚红0.6g、pH7.1~pH7.2。过滤除菌,贮于4℃备用。

b)方法。WHO推荐的微量试管法,步骤如下:

1)取在非选择性(不含抗生素)巧克力琼脂或血液琼脂培养基上过夜生长的纯培养淋球菌(2接种环),在0.4mL BSS中制成浓厚菌悬液;

2)取5支小试管,在1管~4管中分别加入20%过滤除菌的葡萄糖、麦芽糖、乳糖及蔗糖各0.05mL。第5管不加糖,作为阴性对照管;

3)每管加入0.1mL BSS;

4)每管加0.05mL菌悬液,充分混匀,置37℃水浴箱中孵育4h,观察结果。

c)结果观察。淋球菌仅发酵葡萄糖,不发酵其他糖类。仅葡萄糖管颜色由红变为黄色,为淋球菌。

d)注意事项。用于试验的糖类纯度要高,尤其是麦芽糖应为分析纯级。糖发酵试验中常因杂菌污染导致假阳性反应或培养物过老自溶而导致假阴性反应。因此,待测菌应为纯培养物,不能用选择性培养基上的初代分离菌(可能含有杂菌)。此外,菌悬液浓度要足够高。每批试验应有WHO或ATCC标准菌株做质控。

e)临床意义。选择性培养基上分离出的氧化酶阳性、革兰阴性的双球菌,若糖发酵试验阳性可确定为淋球菌。糖发酵试验的特异性为99%~100%,某些淋球菌菌株尤其是AHU$^-$分离株反应弱,可呈现阴性葡萄糖反应,需用另外的试验加以鉴定。麦芽糖阴性的脑膜炎球菌也会被误鉴定为淋球菌,对泌尿生殖道外的分离株最好采用一种以上的鉴定方法。

A.2.3　淋球菌核酸检测

见附录B。

附录B（规范性附录） 淋球菌核酸检测

B.1 基本情况

目前，经国家批准的检测淋球菌核酸的试剂盒有 DNA 和 RNA 检测，检测技术为 PCR- 荧光探针法或荧光 PCR。有单独检测淋球菌，也有同时检测沙眼衣原体、淋球菌的试剂盒。

B.2 仪器与材料

B.2.1 仪器

荧光定量 PCR 仪、高速冷冻离心机、旋涡混合器、加热仪、移液器等。

B.2.2 材料

试剂盒一般提供包括 DNA 或 RNA 提取液、PCR 反应液（含引物、探针和酶等）、临界阳性质控标准品，阴性和阳性质控品等。

B.3 检测步骤

B.3.1 核酸提取（可使用商品化核酸提取试剂盒按说明进行提取）：将标本充分洗脱至无菌生理盐水中，离心沉淀；沉淀中加核酸提取液并充分混匀，沸水浴处理，转至 4℃静置以保证充分裂解；离心沉淀，取上清液做 PCR 反应模板液；质控品处理：取阴、阳性对照质控标准品加核酸提取液混匀，提取核酸方法同标本。

B.3.2 加样：根据待检测样本数量将 PCR 反应液分装至 PCR 反应管中，然后分别加入已处理好的待检样品，阴性和阳性质控标准品，以及临界阳性质控标准品，加盖后离心数秒钟。

B.3.3 核酸扩增检测：将各反应管放入实时荧光 PCR 仪，按对应顺序设置阴阳性质控标准品以及未知标本，并设置样品名称、标记荧光基团种类和扩增条件。设置扩增参数：依据试剂盒和仪器的不同而有所不同，如 95℃变性 5min，以 95℃ 30s、60℃ 30s 扩增 40 个循环，在 60℃进行荧光检测。

B.3.4 检验结果的解释

B.3.4.1 阈值设定：以阈值线刚好超过正常阴性对照扩增曲线的最高点。

B.3.4.2 结果判断：按照不同荧光检测仪和商品化试剂盒设定的结果判断。

B.4 临床意义

泌尿生殖道标本中检测到淋球菌核酸可作为淋球菌感染的依据。

B.5 注意事项

B.5.1 核酸扩增试验应在经过省级以上临床检验中心认证的实验室开展。

B.5.2 实验室应严格按照《医疗机构临床基因扩增管理办法》规范管理，实验人员应进行专业培训，严格按照试剂盒说明书要求进行操作。

B.5.3 应使用经国家批准的试剂盒。

附录6　生殖器疱疹诊断（WS/T 236—2017）

1　范围

本标准规定了生殖器疱疹的诊断原则、诊断依据、诊断和鉴别诊断。

本标准适用于全国各级各类医疗卫生机构及其医务人员对生殖器疱疹的诊断。

2　术语和定义

下列术语和定义适用于本文件。

2.1　单纯疱疹病毒 herpes simplex virus；HSV

疱疹病毒科、α 疱疹病毒亚科、单纯病毒属的双链 DNA 病毒，基因组 DNA 长约150kb，病毒核壳由脂质糖蛋白包裹，具有嗜神经组织特性。

注：根据单纯疱疹病毒包膜糖蛋白 G（gG）的特异性抗原决定簇 gG-1 和 gG-2，将单纯疱疹病毒分为 HSV1 和 HSV2 两种血清型，其基因组同源序列约为50%。单纯疱疹病毒2型主要侵犯生殖器与肛门及其周围部位；单纯疱疹病毒1型主要侵犯面部，也可侵犯生殖器与肛门及其周围部位。

2.2　生殖器疱疹 genital herpes

由单纯疱疹病毒感染生殖器与肛门及其周围部位皮肤黏膜，以疼痛性水疱及浅表溃疡为主要特征的一种慢性复发性性传播疾病。

2.3　初发性生殖器疱疹 initial episode

分为原发感染的初发性生殖器疱疹和非原发感染的初发性生殖器疱疹。前者为既往无单纯疱疹病毒感染，是单纯疱疹病毒第一次感染后出现临床症状的首次发作，在感染的个体内不存在单纯疱疹病毒抗体；后者为既往有过单纯疱疹病毒1型或2型感染，再次感染另一型别的单纯疱疹病毒而出现生殖器疱疹的首次发作，在感染的个体内已经存在与当前感染型别不同的单纯疱疹病毒抗体。

2.4　复发性生殖器疱疹 recurrent episode

生殖器疱疹临床症状的复发，在首次发作皮损消退后，经过一段无症状期，皮疹再次出现或反复发作。无症状期可间断性排放病毒。生殖器与肛门部位单纯疱疹病毒2型感染的复发频率高于单纯疱疹病毒1型感染的复发频率。

3　缩略语

下列缩略语适用于本文件。

CPE：细胞病变效应（cytopathic effect）

HSV：单纯疱疹病毒（herpes simplex virus）

PCR：聚合酶链式反应（polymerase chain reaction）

4　诊断原则

依据流行病学史、临床表现及实验室检查进行综合分析，做出诊断。

5　诊断依据

5.1　流行病学史

有不安全性行为史，或多性伴史，或性伴感染史。

5.2　临床表现

5.2.1　初发性生殖器疱疹

5.2.1.1　潜伏期 2d~20d，平均 6d。初起为红斑和丘疱疹，很快发展为集簇或散在的小水疱，2d~4d 后破溃形成糜烂或浅表溃疡，有烧灼感和疼痛。病程可持续 2 周~4 周。男性好发于包皮、冠状沟、龟头、阴茎体、阴阜等，可伴有尿道炎的表现。女性好发于大小阴唇、阴道、宫颈、会阴和阴阜等。有肛交性行为者可有肛门、直肠受累，表现为肛周水疱或溃疡，肛门疼痛、里急后重、便秘和直肠黏液血性分泌物等。

5.2.1.2　原发感染的初发性生殖器疱疹，临床症状较重，常伴全身不适、乏力、发热、头痛、肌痛等全身症状，腹股沟淋巴结肿大，有压痛，病程较长。

5.2.1.3　非原发感染的初发性生殖器疱疹，临床症状与原发感染类似，部分病例病情相对较轻。

5.2.2　复发性生殖器疱疹

与初发性生殖器疱疹相比，自觉症状较轻，水疱、糜烂或溃疡皮损数目较少，病程较短，多在 1 周内愈合，腹股沟淋巴结肿大和全身症状少见。发疹前可有前驱症状，表现为局部烧灼感、刺痛、感觉异常等。少部分患者临床症状不典型，仅表现为发作性外生殖器或肛门周围红斑、皲裂、糜烂等。

5.3　实验室检查

5.3.1　生殖器疱疹实验室检测标本采集方法见附录 A。

5.3.2　病毒培养。通过细胞培养法从临床标本中分离出单纯疱疹病毒（见附录 B 的 B.1）。

5.3.3　抗原检测。以免疫荧光试验（IFA）或酶联免疫吸附试验（ELISA）

检测临床标本,单纯疱疹病毒抗原阳性(见附录 B 的 B.2)。

5.3.4　核酸检测。应用核酸扩增试验从临床标本中检测到单纯疱疹病毒 DNA(见附录 C)。

5.3.5　抗体检测。单纯疱疹病毒 2 型特异性血清抗体检测阳性(见附录 D)。

6　诊断

6.1　临床诊断病例

符合 5.2,同时有或无 5.1 及 5.3.5 者。

6.2　确诊病例

符合临床诊断病例,并符合 5.3.2、5.3.3、5.3.4 中的任一项者。

7　鉴别诊断

7.1　一期梅毒

临床表现为硬下疳,溃疡一般为单发,直径 1cm~2cm,圆形或椭圆形,界限清楚,边缘略隆起,疮面清洁;触诊基底坚实,浸润明显,呈软骨样硬度,无疼痛或触痛,伴无痛性腹股沟淋巴结肿大。溃疡面取材暗视野显微镜检查可见梅毒螺旋体,梅毒抗体检测阳性。

7.2　软下疳

生殖器或肛周炎性小丘疹,1d~2d 后迅速变为脓疱,破溃形成疼痛性溃疡,基底柔软,边缘不整,可潜行穿凿。周围可有卫星状病变,常伴化脓性疼痛性腹股沟淋巴结炎。溃疡不出现反复复发。杜克雷嗜血杆菌培养阳性。

附录 A(规范性附录)
生殖器疱疹实验室检测标本采集方法

A.1　标本的采集

A.1.1　标本采集类型

根据实验室检测方法和临床表现采集相应的标本,病原学检测方法采集的标本包括疱液、溃疡面渗液、尿道拭子、宫颈拭子或直肠拭子;血清抗体检测采集血液标本。

A.1.2　不同类型标本的采集方法

A.1.2.1　疱液取材:用 1mL 注射器和 0.5mm 口径针头从成熟水疱或脓疱中抽取疱液,或者刺破水疱后用棉拭子或涤纶拭子取样。

A.1.2.2　溃疡取材：先将溃疡表面痂皮或污物去除，再用拭子用力擦拭或刮取溃疡基底部，尤其是溃疡边缘部位的组织渗液。

A.1.2.3　红斑及丘疹等病损取材：先用一拭子清除局部污物，再用另一拭子反复擦拭红斑丘疹部位，取皮肤黏膜上皮细胞、或取痂皮及痂下组织液。

A.1.2.4　男性尿道内取材：将男用尿道拭子伸入尿道内 2cm~4cm，捻转数圈停留 10s 后取出。

A.1.2.5　女性宫颈管取材：先用一拭子拭去宫颈表面黏液，再用另一拭子插入宫颈管 1cm~2cm，捻转数圈停留 10s 后取出。

A.1.2.6　直肠取材：在直肠镜直视下采集直肠黏液脓性分泌物，无条件者盲取。将拭子插入肛管内 2cm~3cm，向侧方用力避免接触粪团，从紧靠肛环边的隐窝中采集分泌物。

A.1.2.7　静脉血标本采集：从肘静脉穿刺采集 5mL 血液，将血液注入不含抗凝剂的干燥清洁的试管中，待血液凝固后，1 200r/min 离心 10min 分离血清。

A.1.3　注意事项

取材前不要使用消毒剂，取材时不要使用润滑剂。疾病不同病期及病损不同形态影响病毒检测的敏感性，应尽量取新出的水疱疱液或脓疱液进行检测。

A.2　标本运送

取材后若不能立即进行检测，用于病毒培养的标本，应尽可能洗入病毒运送液中，弃去拭子，置冰浴或 4℃送检。用于免疫学或分子生物学方法检测的标本，置无菌密闭容器送检。

A.3　标本保存

用于病毒培养的标本，取材当天（24h 内）接种者可暂置 4℃冰箱保存；如当天不能接种，置 –70℃低温冰箱保存。用于免疫学或分子生物学方法检测的标本，需根据相应方法的要求处理标本，2℃~8℃可保存 48h，更长时间保存需将标本冻存于 –20℃或 –70℃低温冰箱中。

附录B（规范性附录）　生殖器疱疹实验室检测方法

B.1　病毒培养、鉴定和分型

B.1.1　材料与仪器

材料与仪器准备如下：

a）敏感细胞株：常用的细胞系主要有非洲绿猴肾细胞（Vero）、宫颈癌细胞（HeLa）。

b）细胞生长培养液：含 10%小牛血清的 RPMI 1640 培养液。成分：RPMI

1640 16.4g、庆大霉素 50U/mL、两性霉素 B 2μg/mL、胎牛或新生牛血清 10%、万古霉素 25μg/mL、HEPES 25mmol/L、碳酸氢钠 3.0g、L- 谷氨酰胺 0.2mmol/L。配制时，双蒸水加至 1 000mL，用碳酸氢钠调节 pH 至 7.2，正压过滤除菌，–20℃保存备用。

c）细胞生长维持液：含 2%胎牛或新生牛血清的 RPMI 1640 维持液。

d）主要仪器：二氧化碳培养箱、倒置显微镜、恒温离心机、旋涡振荡器。

B.1.2 方法

操作步骤如下：

a）单层细胞的准备。操作步骤如下：

1）取出冻存细胞，置 37℃水浴融化，加入已含有细胞生长培养液的培养瓶中，置 37℃孵育 8h，待细胞贴壁后换新鲜生长培养液，继续培养 2d~3d；

2）细胞融合成单层后，弃培养液，用适量胰蛋白酶溶液于 37℃消化细胞单层 4min~5min，让细胞完全离散后加入生长培养液，吸管吹打细胞使之均匀混悬；

3）用血球计数器计数细胞，再以生长培养液作稀释，使其达到所需细胞浓度（大约 10^5/mL），分装于 24 孔培养板中，每孔加入 0.5mL 细胞悬液；

4）培养板置于 5% CO_2、37℃及湿润空气环境下培养 1d~2d，待 80%的细胞融合，即细胞基本长成单层后，用于标本接种。

b）标本接种。操作步骤如下：

1）临床标本在旋涡振荡器上振荡混匀，冻存标本则从 –70℃取出后立即置 37℃水浴融化，混匀；

2）吸去细胞单层的培养液，每孔加入标本 0.2mL~0.5mL，每份标本接种 1~2 孔；

3）在 5% CO_2、37℃环境中孵育 1h~2h，使病毒吸附到细胞上，吸去标本液，每孔加入生长维持液 0.5mL，在 5% CO_2、37℃及湿润空气环境下培养 3d~7d。

c）CPE 的观察。接种标本后每天观察 CPE，初步判断培养结果。培养结果阴性或可疑阳性者，应观察至第 7d，或者收集细胞及上清液，重新接种于新鲜细胞。CPE 记录方法如下：

1）0 为无 CPE；

2）+ 为 25%以下的细胞出现 CPE；

3）++ 为 25%~49%的细胞出现 CPE；

4）+++ 为 50%~74%的细胞出现 CPE；

5）++++ 为 75%以上的细胞出现 CPE。

d）病毒传代。50%以上细胞出现 CPE 后收集培养物，再次接种至新鲜细胞中。当培养至 50% 的细胞出现 CPE 后,收集感染细胞及上清液。1 200r/min 离心 10min 后弃上清,用新鲜维持液将沉淀物混悬,用于 HSV 鉴定及分型。

e)病毒临床分离株的鉴定和分型。常用单克隆抗体免疫荧光试验进行分型。取细胞悬液涂片,每个标本均为双份,做 HSV 鉴定和分型。直接免疫荧光试验分型操作方法如下:

1)固定:用 −20℃ 冷丙酮或甲醇固定标本 10min;

2)漂洗:用 pH7.2 的 PBS 漂洗 3 次,每次 1min;

3)干燥:37℃ 或自然干燥;

4)染色:双份标本分别滴加异硫氰酸标记的 HSV1 和 HSV2 单克隆抗体工作液,置 37℃ 湿盒中,结合 30min~1h;

5)漂洗:用 pH7.2 的 PBS 漂洗 3 次,每次 5min;

6)干燥:37℃ 或自然干燥;

7)封片:用封片液(由 90% 甘油和 10% 的 PBS 组成)1 滴封片;

8)结果观察:在荧光显微镜下(紫外线波长 495nm)观察记录,结果记录方法如下:

● − 为无荧光;

● ± 为极弱可疑荧光;

● + 为荧光较弱,但清晰可见;

● ++ 为荧光明亮;

● +++~++++ 为荧光闪亮,且范围广泛。

B.1.3 结果

检测结果如下:

a)HSV 引起的 CPE 具有一定的特征性,典型的 CPE 表现为初始时细胞浆颗粒增粗,细胞变大变圆,继而细胞肿胀,气球样变,可见融合细胞或多核巨细胞。

b)应用单克隆抗体免疫荧光试验鉴定和分型时,阳性细胞的细胞浆和细胞核内可见亮绿色荧光,而阴性细胞则复染成橙红或暗红色,无亮绿色荧光。

c)出现典型 CPE 时初步表明病毒培养阳性。当用免疫学方法或分子生物学方法鉴定证实后,可报告为"HSV 培养阳性",同时报告相应的 HSV 型别。

B.1.4 注意事项

注意事项如下:

a)标本取材后应尽快接种,不能于 24h 内接种的标本应在 −70℃ 冻存。

b)标本接种时,注意无菌操作,避免细菌和真菌污染。所有待检标本均应保留部分标本,以便在培养污染或操作失误时重复实验。

c)CPE 出现的时间:50% 以上的阳性标本 CPE 出现在接种后 24h~48h,

80%~90%的 CPE 出现在接种后的 3d~4d，95% 以上在 7d 内出现 CPE，仅有 5% 左右的标本需 7d 以上才出现 CPE。

B.1.5 临床意义

病毒培养是 HSV 检测的"金标准"，对病毒分离特异性强，且可进行分型，是生殖器疱疹病例确诊的依据。早期水疱型皮损病毒培养阳性率达 90% 以上，但在复发性生殖器疱疹患者及非水疱脓疱性病损中，本法敏感性下降至 20%~70%。

B.2 抗原检测

B.2.1 免疫荧光试验

B.2.1.1 材料与仪器

材料与仪器准备如下：

a）0.01mol/L 的 pH7.2 的 PBS 缓冲液；

b）异硫氰酸荧光素标记的抗 HSV 抗体，用于直接免疫荧光试验；

c）无荧光素标记的特异性抗 HSV 抗体，荧光素标记的抗球蛋白抗体，用于间接免疫荧光试验；

d）主要仪器：荧光显微镜、恒温培养箱。

B.2.1.2 方法

检测方法如下：

a）直接免疫荧光试验：同病毒培养中的病毒临床分离株的鉴定与分型。

b）间接免疫荧光试验。操作步骤如下：

1）待检标本涂片经固定后，滴加抗 HSV 抗体后放湿盒中，37℃温箱孵育 30min 后，用 PBS 漂洗或浸泡 3 次，每次 5min，然后用双蒸水洗一次，37℃干燥。

2）滴加荧光素标记的抗球蛋白抗体，放湿盒中，37℃温箱孵育 30min 后取出，漂洗、干燥、封片。在荧光显微镜下观察结果，观察与记录方法同病毒培养中的病毒临床分离株的鉴定与分型。

3）结果：HSV 抗原阳性时，上皮细胞的细胞浆和细胞核内可见亮绿荧光；而阴性时，上皮细胞则复染成橙红或暗红色，无亮绿色荧光。

B.2.1.3 注意事项

由于组织细胞中存在自然荧光，易出现非特异性结果，每次试验均应设置已知阳性和阴性标本对照。并且应选择特异性好、质量可靠的抗体，最好选用单克隆抗体。

B.2.1.4 临床意义

免疫荧光法的敏感性是病毒分离培养法的 70%~90%，是临床病例确诊的依据。但阴性结果不能完全排除 HSV 感染，检测结果应与临床表现及病史相结合。

B.2.2 酶联免疫吸附试验(ELISA)

B.2.2.1 材料与仪器

多采用 HSV ELISA 试剂盒,试剂盒提供了包括标本运送液、HSV 单克隆抗体包被的微孔反应板、辣根过氧化物酶或碱性磷酸酶标记的检测抗体、阴性对照液、阳性对照液、洗涤液、酶反应底物和显色反应终止液等试剂。主要仪器有酶标仪、洗板机、恒温培养箱。

B.2.2.2 方法

操作步骤如下:

a)预处理:将试剂盒及待检标本恢复至室温。

b)加样:设置空白、阴性和阳性对照。按要求在微孔中加入待检标本、阴性和阳性对照液。

c)加酶标记物:按要求加酶标记结合物,置35℃~37℃,湿盒内孵育。

d)洗板:用当日配制的工作浓度洗涤液用洗板机进行洗涤,在吸水纸上拍打吸干微孔中残留液体。

e)显色:各孔加酶反应底物,置35℃~37℃,湿盒内孵育,避光显色。

f)测定:各孔加终止液,用酶标读数仪在要求的波长下读取 OD 值。

B.2.2.3 结果

每次试验的阳性、阴性对照 OD 值应在规定的数值范围内,根据要求计算设定阈值。标本 OD 值大于或等于阈值为阳性,小于阈值为阴性。

B.2.2.4 注意事项

应选择经过严格质量认证和临床评价的试剂盒,并严格按操作方法进行操作,不同批号试剂禁止混合使用。

B.2.2.5 临床意义

酶联免疫吸附试验的敏感性是病毒分离培养法的 85%~95%,特异性在 95% 以上,该试验是临床病例确诊的依据。阴性结果不能完全排除 HSV 感染,检测结果应与临床表现及病史相结合。

B.3 单纯疱疹病毒核酸扩增试验

单纯疱疹病毒核酸扩增试验参见附录 C。

B.4 单纯疱疹病毒型特异性抗体检测

单纯疱疹病毒型特异性抗体检测参见附录 D。

附录C(资料性附录) 单纯疱疹病毒核酸扩增试验

C.1 材料与仪器

多采用 HSV 实时荧光 PCR 试剂盒。试剂盒提供了包括 DNA 提取液、

PCR 反应管、阴性质控品、临界阳性质控品、强阳性质控品、阳性定量参考品等。需要荧光定量 PCR 仪、高速离心机等主要仪器。

C.2　泌尿生殖道拭子标本核酸扩增方法

C.2.1　标本洗脱步骤如下：

a）将待检标本充分洗脱至无菌生理盐水中，12 000r/min 离心 5min；

b）去上清，在沉淀中加无菌生理盐水 1mL，混匀，12 000r/min 离心 5min。

C.2.2　DNA 提取步骤如下：

a）去上清，在沉淀中加入 DNA 提取液充分混匀，100℃水浴 10min，转至 4℃静置。12 000 r/min 离心 5min，上清液备用。

b）分别取阴性、临界阳性、强阳性质控品，加 DNA 提取液混匀，100℃水浴 10min，12 000 r/min 离心 5min 备用。阳性定量参考品离心后备用。

C.2.3　加样：取 PCR 反应管，按要求分别加入处理后的标本 DNA 提取液、阴性及阳性质控品的上清液，阳性定量参考品，离心后置实时荧光 PCR 仪。

C.2.4　扩增：按对应顺序设置阴性、阳性质控品以及待检标本，并根据说明书要求设置样品名称、标记荧光基团种类和循环条件，进行扩增。

C.3　结果

C.3.1　反应结束后保存检测数据文件。根据分析后图像调节基线的起始值、终止值以及阈值，仪器自动判断测定结果。

C.3.2　阴性质控品、阳性质控品、阳性定量参考品均应在有效范围内，否则无效。增长曲线不呈 S 型或 Ct 值 = 给定值为阴性结果。增长曲线呈 S 型或 Ct 值＜给定值为阳性结果。

C.4　临床意义

实时荧光 PCR 敏感性和特异性均很高，且检测速度快，可同时进行病毒分型，更适合临床标本的检测。

C.5　注意事项

核酸扩增试验应由经过专业培训的实验室人员严格按照试剂盒说明书要求进行。选择使用经过国家食品药品监督管理总局批准的试剂盒。

附录 D（资料性附录）　单纯疱疹病毒型特异性抗体检测

D.1　材料与仪器

多采用型特异性抗体诊断试剂盒（ELISA 或 EIA 试剂盒），试剂盒提供了包括血清稀释液、HSV 型特异性糖蛋白 G 包被的微孔反应板（条）、酶标记的检测抗体、阴性对照液、阳性对照液、洗涤液、酶反应底物、显色反应终止液和阈值校准物等试剂。主要仪器有酶标仪、洗板机、恒温培养箱。

D.2 方法

操作步骤如下：

a）将试剂盒或待检标本恢复至室温。

b）标本稀释：按试剂盒说明书要求，用标本稀释液将标本、阴性对照液、阳性对照液和阈值校准物进行稀释。

c）按要求用洗涤缓冲液浸泡酶标板并吸干。

d）加样：设置空白、阴性和阳性对照。按要求在微孔中加入已稀释的标本、阴性和阳性对照液、阈值校准物，室温孵育。

e）加酶标记物：洗板后按要求加酶标记结合物并室温孵育。

f）显色：洗板后按要求加底物并室温孵育，避光显色。

g）测定：加入终止液，用酶标读数仪在要求的波长下读取 OD 值。

D.3 结果

每次试验的阳性、阴性对照 OD 值应在规定的数值范围内，根据要求计算设定阈值。标本 OD 值大于或等于阈值为阳性，小于阈值为阴性。

D.4 注意事项

选择经过严格质量认证和临床评价的试剂盒，并严格按操作方法进行操作，不同批号试剂禁止混合使用。

D.5 临床意义

D.5.1 HSV 型特异性血清抗体检测对于生殖器疱疹具有辅助诊断价值，其临床意义应结合病史与临床表现来判定。

D.5.2 具有典型生殖器疱疹临床表现者，HSV2 型特异性血清抗体检测阳性，具有支持性诊断价值。

D.5.3 复发性生殖器疱疹或临床症状不典型者，应用病毒的直接检测方法检测阴性时，HSV2 型特异性血清抗体阳性有辅助诊断价值。

D.5.4 HSV 型特异性血清抗体的检测还可用于区分初发性生殖器疱疹是原发感染还是非原发感染，但需进行血清学随访。如初发时 HSV1 型和2 型特异性抗体均阴性，而在随访过程中出现一种型特异性血清抗体阳转，则可以判断为原发感染的初发性生殖器疱疹；如初发时 HSV1 型或 2 型的一种型特异性抗体阳性，而在随访过程中出现另一型别的血清抗体阳转，则可以判断为非原发性感染的初发性生殖器疱疹。在夫妻或性伴 HSV2 型特异性抗体不一致时，抗体阴性一方的年感染率为 4%~10%。孕妇在临近分娩时的原发性生殖器疱疹对胎儿或新生儿的影响，明显高于 HSV2 型特异性抗体已经阳转的孕妇。

附录7　生殖道沙眼衣原体感染诊断
（WS／T 513—2016)

1　范围

本标准规定了生殖道沙眼衣原体感染的诊断依据、诊断原则、诊断标准和鉴别诊断。

本标准适用于全国各级各类医疗卫生机构及其医务人员对生殖道沙眼衣原体感染的诊断。

2　术语和定义

下列术语和定义适用于本文件。

2.1　衣原体 chlamydia

一类严格细胞内寄生、有独特发育周期、能通过细菌滤器的原核细胞型微生物。衣原体进入宿主细胞后增大繁殖成为网状体，再发育成熟为小的、致密的原体，释放到细胞外感染新的宿主细胞。

注：根据衣原体的抗原结构和 DNA 同源性特点，衣原体属分为沙眼衣原体、肺炎衣原体、鹦鹉热衣原体和家畜衣原体等。根据主要外膜蛋白（MOMP）的不同，沙眼衣原体可分为不同的血清型，其中 D、Da、E、F、G、H、I、Ia、J、K、Ga 血清型主要感染生殖道，引起尿道炎、宫颈炎等。

2.2　生殖道沙眼衣原体感染 genital chlamydia trachomatis infection

由沙眼衣原体引起的以生殖道部位炎症为主要表现的性传播疾病，包括无症状沙眼衣原体感染者和患者两类。前者仅在实验室检查中发现沙眼衣原体，但无相应临床表现，后者同时具有生殖道症状体征。

2.3　莱特尔综合征 Reiter syndrome

感染后出现以结膜炎、尿道炎、关节炎为特点的三联症，多见于成年男性。

注：生殖道沙眼衣原体感染所致的莱特尔综合征一般发生在尿道炎之后 4 周左右，患者关节液中可分离到衣原体。

3 诊断依据

3.1 流行病学史

有不安全性行为史,或性伴感染史,或多性伴史。

3.2 临床表现

3.2.1 男性生殖道沙眼衣原体感染

潜伏期平均1周~3周,多数感染者症状轻微。有症状者主要表现为尿道刺痛或痒感,部分伴有轻重不等的尿频、尿急、尿痛、排尿困难及阴茎体局部疼痛。尿道口轻度红肿,可有少量稀薄浆液性或浆液脓性分泌物。长时间不排尿或晨起首次排尿前可见尿道口分泌物结成黏糊状,或分泌物污染内裤。部分感染者并发前列腺炎、附睾炎。偶有感染者出现莱特尔综合征。

3.2.2 女性生殖道沙眼衣原体感染

潜伏期平均1周~3周,多数感染者症状轻微。有症状者主要表现为白带异常及下腹部不适,可伴有轻度尿频、尿急、尿痛。可见宫颈充血、水肿及浆液性或浆液脓性分泌物,触之易出血。部分感染者并发急性输卵管炎、子宫内膜炎、盆腔炎等。

3.3 实验室检查

3.3.1 涂片镜检,采样方法见附录A,涂片镜检方法见附录B的B.1,判断标准如下:

a)男性尿道分泌物革兰染色涂片检查,平均每视野白细胞计数≥5个(油镜10×100倍)。晨尿(前段尿15mL)沉淀物检查,平均每视野白细胞计数≥10个(高倍镜10×40倍)。

b)女性宫颈黏液脓性分泌物革兰染色涂片检查,平均每视野白细胞计数≥10个(油镜10×100倍)。

3.3.2 对分泌物标本进行细胞培养,沙眼衣原体阳性,方法见附录B的B.2。

3.3.3 对分泌物标本进行抗原检测,沙眼衣原体抗原阳性,方法见附录B的B.3。

3.3.4 对分泌物标本进行核酸扩增法检测,沙眼衣原体核酸阳性,方法见附录C。

4 诊断原则

根据流行病学史、临床表现及实验室检查进行综合分析,做出诊断。

5 诊断标准

5.1 确定诊断

符合3.2、3.3.1表现,以及3.3.2、3.3.3、3.3.4中之一,同时有或无3.1。

5.2　无症状感染

符合 3.3.2、3.3.3、3.3.4 之一，同时有或无 3.1。

6　鉴别诊断

6.1　淋病

多数男性淋病患者临床表现明显，起病急，自尿道口流出大量黄色脓性分泌物，呈急性尿道炎表现。多数女性淋病患者无明显症状，有症状者表现为脓性白带、宫颈充血、尿道口充血和脓性分泌物等。分泌物涂片可见多形核白细胞，白细胞内可见革兰阴性双球菌。分泌物培养或核酸扩增法检测淋球菌阳性。

6.2　其他

女性患者还应该注意与外阴阴道假丝酵母菌病、滴虫性阴道炎、细菌性阴道病、生殖道支原体感染相鉴别。

附录 A（规范性附录）　生殖道沙眼衣原体标本采集方法

A.1　尿道标本采集方法

A.1.1　男性尿道拭子：将拭子插入男性尿道内 2cm~4cm，旋转拭子 3s~5s 后取出。

A.1.2　女性尿道拭子：用手指自耻骨下方沿女性尿道走向轻轻按摩，观察尿道口有无分泌物。将尿道拭子插入尿道内 1cm~2cm，轻轻转动后取出。

A.1.3　采样前应至少 1h 内不排尿。

A.2　宫颈标本采集方法

A.2.1　拭子采样：清洁宫颈口外表面，然后将拭子插入宫颈内 1cm~1.5cm 处，轻轻压迫并转动拭子 15s~20s 后取出，获取柱状上皮细胞标本。拭子采样时应避免碰到阴道壁。

A.2.2　细胞刷采样：清洁宫颈口外表面，将细胞刷插入宫颈管内 1cm~1.5cm 处，旋转数圈，停留数秒后取出。孕妇不应选择细胞刷采样方法。

A.3　尿液标本采集方法

A.3.1　采集清晨首次尿液或禁尿 2h~4h 后尿液，尿液量 15mL。

A.3.2　采集的尿液应置于无菌容器。24h 以内检测的尿液，应置于 4℃ 冰箱保存，超过 24h 检测时，应冻存于 −20℃ 冰箱。

附录B（规范性附录）
生殖道沙眼衣原体细胞学检测和抗原检测

B.1　涂片镜检

B.1.1　仪器材料包括：

a）显微镜；

b）革兰染液、吉姆萨染液、丙酮；

c）检验标本：男性尿道拭子、女性宫颈拭子。

B.1.2　操作步骤如下：

a）涂片固定：将标本均匀地涂布于载玻片上，空气中自然干燥；通过火焰固定后行革兰染色；

b）染色方法包括：

1）革兰染色：结晶紫染色30s~60s，流水冲洗；

2）碘液染色60s，水洗；95%乙醇脱色30s~60s，水洗；

3）用沙黄或碱性复红液复染30s，水洗。

c）镜检及结果判定方法为：

1）革兰染色结果：使用100×油镜检查多形核白细胞；

2）男性尿道分泌物平均每视野≥5个为阳性，有临床意义；

3）女性宫颈口黏液脓性分泌物平均每视野≥10个为阳性，有临床意义。

B.2　细胞培养法

B.2.1　仪器材料包括：

a）二氧化碳培养箱、倒置显微镜、培养瓶、培养板、圆形盖玻片、恒温离心机；

b）敏感细胞株有McCoy、HeLa229或BHK-21细胞等；

c）胰酶-EDTA液、蔗糖-磷酸盐标本运送培养基、衣原体生长培养基、衣原体分离培养基；

d）染色液：碘染色液、吉姆萨染色液或衣原体荧光单克隆抗体试剂；

e）检验样本：男性尿道拭子、女性宫颈拭子。

B.2.2　操作步骤如下：

a）按照下列方法进行标本接种及感染细胞：

1）取生长良好的单层细胞，加入0.5mL~1mL标本（冻存样本先置于35℃水浴中速溶），每份样本接种2孔；

2）每板设阳性和阴性对照孔；

3）将接种后的培养板于 22℃~35℃、3 000×g 条件下离心 1h，去除标本液，每孔加衣原体培养基 1mL，培养 48h。

b）染色鉴定方法包括：

1）碘染色：培养孔弃去培养液，每孔加入 0.2mL 甲醇，固定感染细胞 10min，弃去甲醇后加碘液 0.2mL，染 5min~10min，取出盖玻片置显微镜下观察结果；

2）吉姆萨染色：培养孔弃去培养液，每孔加入 0.2mL 甲醇，固定感染细胞 10min，弃去甲醇后加吉姆萨染液 0.2mL，染 30min，取出盖玻片置显微镜下观察结果；

3）直接免疫荧光法：感染细胞的盖玻片用甲醇固定 10min，弃去甲醇后加荧光标记单克隆抗体，37℃染 30min，洗涤数次，用碱性甘油封片后荧光显微镜下检查。

B.2.3　结果报告：显微镜检查，碘染色见细胞内深棕色包涵体，或吉姆萨染色见细胞内紫红色包涵体，或荧光单抗染色见苹果绿色荧光的包涵体和原体，均提示有沙眼衣原体生长。

B.2.4　注意事项如下：

a）细胞培养法是诊断沙眼衣原体感染检测的"金标准"，特异性可达 100%，其敏感性依实验室和样本类型而不同；

b）尿液、精液标本，以及患者使用抗生素或阴道制剂后采集的样本，不宜做衣原体培养；

c）第一孔染色阴性时，将第二孔进行盲传，可增加 1%~29% 的阳性率；

d）直接免疫荧光法敏感性优于碘染色和吉姆萨染色，培养 36h~48h 即可进行鉴定。

B.3　抗原检测法

B.3.1　酶联免疫吸附试验法（ELISA）

B.3.1.1　仪器材料包括：

a）酶标仪、洗板机；

b）标本处理液、阳性对照、阴性对照、酶标抗体结合物、洗液、底物、终止液；

c）检验样本：男性尿道拭子、女性宫颈拭子和尿沉渣等。

B.3.1.2　操作步骤如下：

a）抗原提取：在标本中加入样本处理液，振荡数秒钟，充分混匀；取阳性和阴性对照，加入样本处理液；将样本和阴、阳性对照管置于 95℃~100℃ 水浴中处理后冷却至室温；

b）加样：将阴、阳性对照和样本分别加入酶标板中，孵育；

c）加酶结合物：洗板后，加入酶标抗体，孵育；

d）显色：洗板后，加入底物，避光显色数秒；

e）终止：加入终止液，置酶标仪检测各孔吸光值（OD 值）。

B.3.1.3　结果判定方法：

a）计算阴性质控平均值及临界值（cut-off 值）；

b）阳性：标本 OD 值大于或等于 cut-off 值；

c）阴性：标本 OD 值小于 cut-off 值。

B.3.2　抗原快速检测试验（免疫层析试验）

B.3.2.1　仪器材料包括：

a）恒温水浴箱；

b）抗原提取液、阳性质控物、阴性质控物、检测板；

c）检验样本：男性尿道拭子、女性宫颈拭子和尿沉渣等。

B.3.2.2　操作步骤如下：

a）将拭子置于采集管内，加入抗原提取缓冲液；

b）80℃恒温水浴中作用 5min~8min，放置室温冷却；

c）在管壁旋转挤压拭子，充分释放液体后弃去拭子；

d）滴加标本提取物于检测板的检测窗，静置规定时间。

注：静置时间参考生产厂家的使用说明书。

B.3.2.3　结果判定方法：

a）阳性：结果窗出现条带，质控窗出现条带；

b）阴性：结果窗未出现条带，质控窗出现条带；

c）试验无效：质控窗未出现条带。

B.3.3　直接免疫荧光法

B.3.3.1　仪器材料包括：

a）荧光显微镜；

b）荧光标记的抗沙眼衣原体单克隆抗体、阳性和阴性对照片、磷酸盐缓冲液、碱性甘油封片剂；

c）检验样本：男性尿道拭子、女性宫颈拭子和尿沉渣等。

B.3.3.2　操作步骤如下：

a）将标本均匀涂布于载玻片上，空气中自然干燥，甲酮固定 10min；

b）标本、阴性和阳性对照载玻片中，各滴加荧光标记抗沙眼衣原体抗体 30μL，覆盖整个标本；

c）置于湿盒中，37℃孵育 15min；

d）磷酸盐缓冲液洗涤数次，空气干燥；

e）滴加碱性甘油后加盖玻片，荧光显微镜（40×10 倍）下观察结果。

B.3.3.3　结果判定方法：

a）阳性：每片可见 ≥ 10 个单一针尖样发苹果绿荧光颗粒；

b）可疑：每片可见 < 10 个单一针尖样发苹果绿荧光颗粒，应重新采集样本检测；

c）阴性：未发现典型发苹果绿荧光颗粒。

附录 C（规范性附录）　生殖道沙眼衣原体核酸检测

C.1　核酸扩增试验

C.1.1　总述

通过扩增沙眼衣原体的 7.5kb 隐蔽性质粒（cryptic plasmid）、主要外膜蛋白基因（ompl）和 16SrRNA 等靶基因来检测病原体。ompl 基因为 1.2kb DNA，包括 4 个可变区和 5 个保守区，由于每个衣原体只有一个 ompl 基因，故用其检测特异性高，但敏感性稍差；隐蔽性质粒为 7.5kb DNA，每个衣原体含有 7~10 个拷贝，故检测的敏感性较高；16sRNA 数量与衣原体繁殖及活跃程度相关，检测敏感性主要取决于模板 RNA 的提取效果。目前主要使用的方法为实时荧光聚合酶链式反应（PCR）。

C.1.2　实时荧光 PCR 技术

C.1.2.1　仪器材料包括：

a）荧光 PCR 仪。

b）检验样本：男性尿道拭子、女性宫颈拭子和尿沉渣等。

c）扩增引物设计：沙眼衣原体隐蔽性质粒引物设计位置常见于 5 个区域，分别为 202~943、1 206~1 965、2 539~3 222、5 308~5 802 和 6 787~7 499。如扩增区域 270~378 的引物与探针，上游：5′-CAG CTT GTA GTC CTG CTT GAG AGA-3′，下游：5′-CAA GAG TAC ATC GGT CAA CGA AGA-3′，TaqMan 探针：FAM-5′-CCC CAC CAT TTT TTC CGG AGC GA-TAMRA-3′。ompl 引物设计，如扩增区域 199~414 的引物：上游：5′-GAC TTT GTT TTC GAC CGT GTT-3′，下游：5′-ACA RAA TAC ATC AAR CGA TCC CA-3′，TaqMan 探针：FAM-MGB-5′-ATC TTT ACV AAY GCY GCT T-TAMRA 3′。

d）DNA 抽提液，PCR 反应液，临界阳性质控标准品，阴性和阳性质控品。

C.1.2.2　操作步骤如下：

a）DNA 提取（可使用商品化 DNA 提取试剂盒按说明进行提取）：将标本充分洗脱至无菌生理盐水中，离心沉淀；沉淀中加 DNA 提取液并充分混匀，沸水浴处理 10min，转至 4℃静置以保证充分裂解；离心沉淀，取上清液做

PCR 反应模板液；质控品处理：取阴、阳性对照质控标准品加 DNA 提取液混匀，提取 DNA 方法同标本。

b）加样：根据待检测样本数量将 PCR 反应液分装至 PCR 反应管中，然后分别加入已处理好的待检样品，阴性和阳性质控标准品，以及临界阳性质控标准品，加盖后离心数秒。

c）PCR 扩增：将各反应管放入实时荧光 PCR 仪，按对应顺序设置阴阳性质控标准品以及未知标本，并设置样品名称、标记荧光基团种类和扩增条件。设置扩增参数：依据试剂盒和仪器的不同而有所不同，如 95℃变性 5min，以 95℃ 30s、60℃ 30s 扩增 40 个循环，在 60℃进行荧光检测。

C.1.2.3　结果判定方法：

a）根据分析后图像调节基线起始、终止值以及阈值。阈值设定原则以阈值线刚好超过正常阴性对照扩增曲线的最高点，或可根据仪器噪音情况进行调整。

b）仪器自动判断测定结果。

C.2　质量控制

C.2.1　制定实验室质量保证与质量控制计划。

C.2.2　建立实验室质量控制制度。

C.2.3　定期参加实验室室间检测能力验证活动。

附录8　尖锐湿疣诊断（WS/T 235—2016）

1　范围

本标准规定了尖锐湿疣的诊断原则、诊断依据、诊断分类和鉴别诊断。

本标准适用于全国各级各类医疗卫生机构及其医务人员对尖锐湿疣的诊断。

2　术语和定义

下列术语和定义适用于本文件。

2.1　人乳头瘤病毒　human papillomavirus；HPV

一种微小的 DNA 病毒，其病毒颗粒是由 72 个壳微粒组成立体对称的20 面体，直径为 50nm~55nm，其基因组长约 8 000 个碱基对，相对分子质量为 5×10^6。其宿主细胞为人皮肤黏膜的鳞状上皮细胞。

注：应用分子生物学技术可区别病毒的不同型别，某些型别与生殖器部位肿瘤的发生相关，如 HPV16、18 型等，称为高危型 HPV。

2.2　尖锐湿疣　condyloma acuminatum

由 HPV 引起的皮肤黏膜良性增生性性传播疾病，主要侵犯生殖器、会阴和肛门等部位。常由 HPV6、11 型感染引起，少数亦可由高危型 HPV 引起。

2.3　巨大型尖锐湿疣　giant condyloma acuminatum

又称 Buschke-Löwenstein 瘤，呈巨大的淡红色菜花样肿物，可向皮内浸润生长，组织学多为良性增生病变，但可混杂非典型上皮细胞或高分化的鳞状细胞癌灶。多由 HPV6 型感染引起，可合并高危型 HPV 感染，如 HPV16、56 型等。

2.4　醋酸白试验　acetowhitening test

用 5% 醋酸溶液涂抹皮损处，3min~5min 后观察皮损表面。如见到均匀一致的变白区域，为醋酸白试验阳性。

3　诊断原则

应根据流行病学史、临床表现及实验室检查进行综合分析，做出诊断。

4　诊断依据

4.1　流行病学史

多数有不安全性行为史，或性伴感染史，或多性伴史。

4.2　临床表现

4.2.1　潜伏期3周至8个月，平均3个月。

皮损初期表现为针头至绿豆大小丘疹，逐渐增大增多，呈乳头状、鸡冠状、菜花状，或扁平状、团块状的赘生物。可单发或多发，色泽可为肤色、灰白色、暗红色或棕黑色等。因皮损摩擦、脆性增加，可发生糜烂、破溃、出血，或继发感染。免疫功能低下者或妊娠妇女可出现疣体明显增大，数目增加。少数患者发生巨大型尖锐湿疣。

男性好发于冠状沟、包皮、龟头、阴茎干、尿道口、阴囊和肛周等处，女性好发于大小阴唇、尿道口、阴道口、会阴、肛周、阴道壁、宫颈等处，肛交者可发生于肛周、肛管和直肠，口交者可发生于口腔。

一般无自觉症状，少数患者可觉有瘙痒感、异物感、压迫感或灼痛感。女性患者可有阴道分泌物增多。

4.2.2　皮损醋酸白试验可呈阳性，但有一定比例的假阳性或假阴性。

4.3　实验室检查

4.3.1　病理学检查

主要表现为乳头瘤样增生，表皮角化过度伴角化不全，颗粒层增生，棘层肥厚，棘层浅表有凹空细胞，真皮浅层炎细胞浸润等（见附录A）。

4.3.2　核酸检测试验

临床标本做HPV核酸检测试验，结果呈阳性（参见附录B）。

5　诊断分类

5.1　临床诊断病例

符合4.2.1表现，同时有或无4.1、4.2.2。

5.2　确诊病例

符合5.1的要求和4.3中的任一项。

6　鉴别诊断

尖锐湿疣应与阴茎珍珠状丘疹、绒毛状小阴唇、皮脂腺异位症、二期梅毒、鲍恩样丘疹病、生殖器鳞状细胞癌、传染性软疣等鉴别诊断（参见附录C）。

附录A（规范性附录）　尖锐湿疣实验室检查方法

A.1　材料

A.1.1　脱水机、包埋机、切片机、漂烘处理仪、包埋冷台、烤箱、组织包埋盒、载玻片、盖玻片、显微镜等。

A.1.2　乙醇（70％、80％、95％）、无水乙醇、病理石蜡、二甲苯、苏木素染液、5％伊红、盐酸、中性树胶等。

A.2　取材

手术切取病变组织，立即放入盛有10％中性福尔马林小瓶中固定。

A.3　方法

步骤如下：

a）脱水：将病理组织依次置入70％、80％、95％及无水乙醇中，各45min~1h。

b）透明：置入二甲苯中1h~1.5h。

c）浸蜡：将病理块置入石蜡液中2h~3h。

d）包埋：将准备好的热石蜡注入蜡模中，待底面石蜡稍凝固，再按一定方向将病理块放在蜡模中央，待凝固。

e）切片：用切片机切片。

f）裱片：将切片贴在洁净载玻片上。

g）烤片：切片置入72℃左右烤箱中1h~2h。

h）脱蜡：置入二甲苯中脱蜡10min~15min。

i）脱二甲苯：依次置入100％、95％、80％乙醇中脱二甲苯各1min~2min，再水洗。

j）染色：置入苏木素液中染色，8min~15min。

k）洗片：用自来水冲洗15min以上。

l）分化：置入盐酸中分化1min~2min，水洗。

m）染胞浆：置入5％伊红中染色1min~3min。

n）脱水：依次置入95％乙醇、无水乙醇中脱水，各3min~5min。

o）透明：置入二甲苯乙醇混合液中3min~5min透明和吸水，再置入二甲苯液中透明。

p）封片镜检：将玻片上多余二甲苯擦掉，迅速滴1滴树胶液，加盖玻片，镜检。

A.4　结果报告

组织病理切片镜下可见乳头瘤样或疣状增生，表皮角化过度，灶性角化不全,颗粒层增生,棘层肥厚,棘层浅表有凹空细胞,呈灶状、片状或散在分布,细胞体大,核深染,形态不规则,核周可见程度不同的空泡化改变,轻者核周仅有空泡化的晕环,重者整个胞质均发生空泡化改变。真皮浅层血管扩张,并有淋巴细胞为主的炎细胞浸润。

A.5　临床意义

特征性组织病理表现可作为尖锐湿疣的诊断依据。

附录B（资料性附录）　HPV核酸检测试验

B.1　原理

常使用实时荧光聚合酶链式反应(polymerase chain reaction, PCR)检测HPV。HPV实时荧光PCR包括两类引物:一类是通用引物,可以扩增所有HPV的DNA;另一类为特异性的引物,可扩增不同型别的HPV(如6、11、16、18型等)DNA。在PCR反应体系中加入荧光基团,利用荧光信号积累实时监测整个PCR过程,可对起始模板进行定量分析,从而达到检测标本中HPV DNA的目的。目前临床检测多采用商品化HPV核酸检测试剂盒,可以在一次检测中,检测出2~7种低危型别HPV DNA,2~19种高危型别HPV DNA。除了实时荧光PCR检测方法外,还有核酸扩增流式荧光检测、微板杂交捕获检测、基因芯片检测等不同原理的HPV核酸检测试剂盒。

B.2　材料

B.2.1　荧光PCR仪、高速离心机、加热仪、PCR反应管等。

B.2.2　实时荧光PCR检测试剂盒,含DNA抽提液、引物及探针、PCR反应液、临界阳性质控标准品、阴性/阳性质控品等。

B.3　取材

B.3.1　刮取物标本:在组织表面,用钝刀刮取疣体或可疑感染部位皮肤组织或浅表上皮细胞,洗于0.75mL生理盐水中,4℃(24h内)或-30℃(超过24h)保存备用。

B.3.2　皮肤活检标本:手术切取适量病变组织。

B.4　方法

步骤如下:

a)刮取物标本处理:充分振荡混匀标本后,12 000r/min离心5min,弃上清,再加入1mL灭菌生理盐水,充分混匀后,12 000r/min离心5min,弃上清。

b)皮肤活检标本处理:若标本带血,应12 000r/min离心数秒弃上清,再加入1mL灭菌生理盐水,取一小粒约50mg大小于标本管后,经匀浆器研磨成组织匀浆，12 000r/min 离心 5min，弃上清。

c）DNA 提取：加入 DNA 提取液，充分混匀，100℃加热 10min 后，12 000 r/min 离心 5min，取上清液作为 DNA 模板。

d）加样：严格根据试剂盒说明书的要求分别加入标本和质控品的上清液、PCR 反应液、Taq 酶等于 PCR 反应管中，混合后 12 000r/min 离心数秒。

e）PCR 扩增和检测：根据不同的试剂盒的要求设置扩增条件和阈值，进行自动分析和实时检测。

B.5　判读

B.5.1　根据预先设计程序，自动分析仪进行自动判读，根据阈值和报告拷贝数直接判读结果。

B.5.2　根据阴性、阳性质控品的测定值判断试验的有效性。有效试验的临界阳性质控标准品测定值应大于阴性质控品测定值，而小于强阳性质控标准品测定值。

B.6　结果报告

B.6.1　阳性：样品测定值大于质控品测定值。

B.6.2　阴性：样品测定值等于或小于质控品测定值。

B.7　临床意义

B.7.1　直接检测标本中 HPV 的 DNA 特异性片段，可作为 HPV 感染的诊断依据，其中 HPV6、11 型等低危型别是引起尖锐湿疣的主要亚型，HPV16、18 等高危型别是诱发宫颈癌的主要亚型。

B.7.2　由于人群感染 HPV 后大多数不发病，或呈亚临床感染，且其他疾病或疣状皮损中也能检测出 HPV 核酸，故用于诊断尖锐湿疣时，应结合临床表现和流行病学史进行综合分析。

B.7.3　检测标本中是否存在高危型别 HPV，有助于判断预后。

B.8　注意事项

B.8.1　开展核酸检测的实验室应通过有关部门开展临床基因扩增检验实验室资质认证。应严格执行 PCR 基因扩增实验室的管理规范，实验过程应严格分区进行，即试剂准备区、样本制备区、扩增和产物分析区，所用消耗品应灭菌后一次性使用，各区的仪器与用品不应混用，以避免引起试验的假阳性。

B.8.2　同时检测 β- 球蛋白基因 DNA，如果 β- 球蛋白基因的扩增阴性，则表明提取的 DNA 的量不够或标本中含有抑制物，提示试验无效，以此排除核酸检测假阴性。

附录C（资料性附录） 尖锐湿疣的鉴别诊断

C.1 阴茎珍珠状丘疹

皮疹位于龟头的冠状沟缘部位，可见珍珠状、圆锥状或不规则形的白色、黄白色或肤色丘疹，可为半透明，表面光滑，质较硬，丘疹间彼此互不融合，沿冠状沟规则地排列成一至数行。醋酸白试验阴性。

C.2 绒毛状小阴唇

也称假性湿疣。好发于青年女性的小阴唇内侧、阴道前庭和尿道口周围，呈对称密集分布的直径 1mm~2mm 白色或淡红色小丘疹，表面光滑，有些可呈绒毛状、鱼籽状或息肉状。无明显自觉症状，偶有瘙痒。醋酸白试验阴性。

C.3 皮脂腺异位症

为龟头、包皮内或小阴唇部位的粟粒大小、孤立而稍隆起、成群或成片的黄白色或淡黄色丘疹，无自觉症状。组织学特征为每个丘疹均由一组小的成熟的皮脂腺小叶组成，小叶包绕皮脂腺导管。醋酸白试验阴性。

C.4 二期梅毒

二期梅毒的扁平湿疣为发生于生殖器部位的丘疹或斑块，表面扁平而潮湿，也可呈颗粒状或菜花状，暗视野检查可查到梅毒螺旋体，梅毒血清学反应阳性。组织病理表现有其特征性改变。

C.5 鲍恩样丘疹病

皮损为灰褐色或红褐色扁平丘疹，大多为多发，呈圆形或不规则形，丘疹表面可呈天鹅绒样外观，或轻度角化呈疣状。男性多好发于阴茎、阴囊和龟头，女性好发于小阴唇及肛周。一般无自觉症状。组织病理学检查有特征性改变。

C.6 生殖器鳞状细胞癌

多见于 40 岁以上者，损害为肿块或斑块，浸润明显，质坚硬，易出血，常形成溃疡，组织病理学检查可确诊。

C.7 传染性软疣

成人传染性软疣可发生于生殖器周围，皮损初起为米粒大半球形丘疹，逐渐增大至黄豆大小，顶部中央微凹呈脐窝状，表面有蜡样光泽，用针挑破可挤出白色乳酪样物质，即软疣小体。皮疹散发，不融合。

附录9 性病诊断标准与病例报告知识题库

一、梅毒试题

【单选题】请将您认为正确的选项填写在相应的括号里。

1. 根据国家规定,梅毒病例报告实行以下哪项制度(D)

A. 阳性报告制度　　　　　　　　B. 接诊报告制度

C. 诊断报告制度　　　　　　　　D. 首诊医生报告制度

2. 根据国家规定,梅毒报告病例应符合以下哪项(A)

A. 符合国家诊断标准的首诊病例　　B. 符合国家诊断标准的复诊病例

C. 符合国家诊断标准的复发病例　　D. 具有临床症状的病例

3. 当一个患者同时患有梅毒、淋病和尖锐湿疣3种性病时,应如何填写《传染病报告卡》(D)

A. 所有性病只填一张报告卡,病种只选梅毒

B. 梅毒填一张报告卡,其他性病填另外一张报告卡

C. 淋病填写一张报告卡,其他性病填另外一张报告卡

D. 每一种性病填一张报告卡

4. 梅毒病例报告由首诊医生负责报告,是指以下哪项(B)

A. 由接诊医生做出诊断后报告

B. 由第一次对患者做出诊断的医生报告

C. 由会诊医生报告

D. 患者就诊前在其他医院已诊断,但在本医院为初诊,由诊断医生报告

5. 当医生填写梅毒病例《传染病报告卡》时不慎出现差错,需要对报告卡进行修改,以下哪项是正确的(B)

A. 报告卡可以任意修改

B. 报告卡修改后,应有修改医生签名

C. 由预防保健医生修改,修改时不需要询问填卡医生

D. 报告卡不能修改

6. 关于梅毒病例《传染病报告卡》的填写,最佳选项是(D)

A. 使用签字笔填写　　　　　　　B. 报告卡填写应正确、完整,无缺项

C. 应由首诊医生填写,并签名　　　D. 以上均对

7.根据国家卫生健康委颁布的诊断标准,梅毒分期分类为(B)

A.早期梅毒、晚期梅毒　　　　　　　B.一期、二期、三期、隐性、胎传梅毒

C.显性梅毒、隐性梅毒　　　　　　　D.后天梅毒、先天梅毒

8.关于梅毒病例报告的时限要求,以下哪项是正确的(A)

A.梅毒病例诊断后,应在24小时内报告

B.梅毒病例诊断后,应在3个工作日报告

C.梅毒病例检测阳性后,应在24小时内报告

D.梅毒病例检测阳性后,应在3个工作日报告

9.关于梅毒转诊病例的报告要求,以下哪项是正确的(B)

A.由原转诊医生报告

B.由接转诊的医生在明确为首诊病例后报告

C.原转诊医生和接转诊医生均要报告

D.均不报告

10.关于梅毒会诊病例的报告要求,以下哪项是正确的(A)

A.会诊时明确为首诊病例后,由原接诊医生报告

B.会诊时明确为首诊病例后,由会诊医生报告

C.原接诊医生和会诊医生均要报告

D.均不报告

11.根据国家卫生健康委颁布的诊断标准,梅毒诊断病例分类包括以下哪项(B)

A.确诊病例、临床诊断病例　　　　　B.确诊病例、疑似病例

C.临床诊断病例、病原携带者　　　　D.确诊病例、阳性检测者

12.一期梅毒确诊病例应符合(B)

A.多形性皮疹、RPR和TPPA均阳性　B.硬下疳、RPR和TPPA均阳性

C.硬下疳、RPR阳性　　　　　　　　D.硬下疳、TPPA阳性

13.二期梅毒确诊病例应符合(A)

A.多形性皮疹、RPR和TPPA均阳性,RPR滴度在1∶4以上

B.硬下疳、RPR和TPPA均阳性

C.硬下疳、RPR阳性

D.硬下疳、TPPA阳性

14.隐性梅毒确诊病例应符合(A)

A.就诊时无症状、无体征,以前未诊断过梅毒,RPR和TPPA均阳性

B.就诊时无症状、无体征,既往曾诊断为梅毒,RPR和TPPA均阳性

C.就诊时无症状、无体征,RPR阳性

D.就诊时无症状、无体征,TPPA阳性

15. 某医院住院分娩的一名孕产妇,经检测两类梅毒血清学抗体(TP-ELISA 和 RPR 方法检测)均阳性,经询问病史,该孕产妇在 1 年前有过梅毒诊疗史,该病例是否需要报告(B)

    A. 需要报告   B. 不需要报告

    C. 随访后报告   D. 不知道

16. 某医院对一名住院患者开展梅毒血清检测,结果 TP-ELISA 和 RPR 检测均阳性,但 RPR 滴度为 1:4。经询问病史和体检,该患者既往无梅毒诊疗史,也无梅毒临床症状与体征。该病例是否需要报告(A)

    A. 需要报告   B. 不需要报告

    C. 随访后报告   D 不知道

17. 某地疾病预防控制中心艾滋病咨询检测门诊对一名就诊者开展梅毒血清检测,结果 TP-ELISA 和 TRUST 均阳性。对该病例的处理方法是(C)

    A. 立即填写传染病报告卡进行病例报告

    B. 不报告,也不转诊

    C. 不报告,转诊到性病门诊,由后者确定是否报告

    D. 不知道

18. 血站对查出梅毒血清阳性的献血员应采取的处理方法是(C)

    A. 不报告,也不转诊   B. 报告,并转诊

    C. 不报告,转诊到性病门诊   D. 不知道

19. 对网络报告的二期梅毒疑似病例的处理方法是(C)

    A. 尽快订正诊断,如果无法订正,在网络上删除该病例

    B. 在本年度的 12 月 31 日直接在网络上删除该病例

    C. 如果无法订正,在网络上保留该病例,不删除

    D. 不知道

20. 胎传梅毒诊断非常复杂,如果无法通过现有实验室检测结果立即确诊,应通过随访检测来进行诊断,对于 TPPA 试验阳性怀疑为胎传梅毒的儿童,随访的最终时间为(D)

    A. 3 个月   B. 6 个月   C. 12 个月   D. 18 个月

21. 某人无梅毒临床表现,既往无梅毒诊疗史,试验结果为 RPR 阳性,TPPA 阴性,合适的诊断为(D)

    A. 一期梅毒   B. 二期梅毒   C. 隐性梅毒   D. 不是梅毒

22. 某高年资医生在工作中诊断了一例隐性梅毒病例,以下哪项是正确的(D)

    A. 由实习医生报告   B. 由进修医生报告

    C. 由研究生报告   D. 由该医生本人报告

23. 某患者在 A 市甲院诊断为隐性梅毒(甲院已报告病例)。该患者不放心,又到 B 市乙院就诊。乙院医生通过询问病史,得知该患者在 A 市甲院已诊断为隐性梅毒,经过检查和化验后,仍诊断为隐性梅毒。以下哪项是正确的(A)

    A.乙院不需要报告   B.乙院需要报告

    C.随访后报告   D.不知道

24. 于门诊医生对诊断的梅毒病例填写门诊日志,以下哪项是合适选项(B)

    A.仅登记为梅毒,不分期   B.详细登记梅毒的分期

    C.不登记   D.不知道

25. 关于住院部医生填写住院病历的梅毒诊断名称时,以下哪项是正确的(B)

    A.仅诊断和填写为梅毒,不分期   B.对梅毒病例进行分期诊断和登记

    C.不登记   D.不知道

26. 门诊医生填写梅毒病例的《传染病报告卡》时,以下哪项是正确的(B)

  A.一边询问患者情况,一边填写报告卡

  B.将询问患者的信息登记在门诊日志上,就诊结束患者离开后,医生再填写报告卡

  C.就诊结束患者离开后,医生凭印象填写报告卡

  D.不知道

27. 某婴儿到医院就诊,其父亲只说婴儿母亲有梅毒,具体情况医生无法得知,婴儿试验结果为 RPR 阴性、TPPA 阳性。以下哪种处理是正确的(B)

    A.立即报告胎传梅毒   B.随访,根据随访结果确定是否报告

    C.不报告   D.不知道

28. 孕妇杨某在 A 医院产下一婴儿,因其在孕期有过梅毒,医院对婴儿进行梅毒检测,试验结果为 RPR 阳性,滴度为 1:8,TPPA 阳性;杨某在产检时梅毒试验结果为 RPR 阳性,滴度为 1:1,TPPA 阳性。以下哪种处理是正确的(A)

    A.立即报告胎传梅毒   B.随访   C.不报告   D.不知道

29. 某患者到医院皮肤性病科就诊,医生询问病史得知其在 4 个月前生殖器部位有过溃疡,现在没有任何症状,检测结果为 RPR 阳性,TPPA 阳性,医生诊断应为(C)

    A.一期梅毒   B.二期梅毒   C.隐性梅毒   D.不知道

30. 某医院为了传染病报告方便,将电子《传染病报告卡》加入医院信息系统中,但电子版《传染病报告卡》梅毒诊断的选项为"梅毒",未分期。当医生诊断二期梅毒时,以下哪项为合适的选项(B)

A.继续填写电子报告卡,选择"梅毒

B.填写纸质报告卡,不填写电子报告卡

C.不填报告卡

D.不知道

31.某新建立的医院刚开始营业还没有传染病网络报告的账号,对于接诊的首诊梅毒病例,正确的处理方式是(B)

A.不报告

B.填写传染病报告卡,交属地疾控中心代报

C.为避免受惩罚,诊断为湿疹

D.不知道

32.某医院为了传染病报告方便,将电子《传染病报告卡》加入医院信息系统中,但电子版《传染病报告卡》梅毒诊断的选项为"梅毒",未分期。医生在填报各期梅毒病例时,只能选择"梅毒",防保科工作人员在开展梅毒病例网络报告录入时,应如何处理(C)

A.录入时随便选择一个梅毒分期

B.录入时选择一期梅毒

C.立即与填卡医生联系,明确梅毒分期后再录入

D.不知道

33.某地疾病预防控制中心工作人员到 A 医院进行数据质量核查,发现本年度有5例梅毒病例诊断分期错误,应如何处理(B)

A.删除病例,重新报告

B.在传染病信息系统中订正,并填写订正报告卡

C.不处理

D.不知道

34.某孕妇在产时检查发现患有梅毒,未得到及时治疗,医院对其所生新生儿进行梅毒血清学检测,结果 RPR 和 TPPA 均阴性。关于新生儿的病例报告,以下哪种说法是正确的(B)

A.因新生儿 RPR 和 TPPA 均为阴性,说明新生儿未患梅毒,不报告胎传梅毒,不随访

B.不报告胎传梅毒,但要进行随访,根据随访结果确定是否需要报告

C.因新生儿生母未及时治疗梅毒,新生儿应立即报告为胎传梅毒

D.不知道

35.基于传染源的流行病学意义,更应引起重视的是以下哪一期 / 类梅毒(D)

A.一期梅毒　　　B.二期梅毒　　　C.三期梅毒　　　D.隐性梅毒

【是非题】判别下列题目是否正确,正确的打√,错误的打 ×。

1. 根据国家规定,梅毒病例报告实行检测阳性报告制度。(×)

2. 根据国家规定,梅毒病例报告实行接诊报告制度。(×)

3. 根据国家要求,梅毒报告病例应为具有临床症状的病例。(×)

4. 根据国家要求,梅毒报告病例应为符合国家诊断标准的首诊病例。(√)

5. 根据国家规定,梅毒病例报告实行首诊医生报告制度。(√)

6. 当一个患者同时患有梅毒和淋病两种性病时,填写一张报告卡,只报告梅毒。(×)

7. 当一个患者同时患有梅毒和淋病两种性病时,填写两张报告卡,每种性病填写一张报告卡。(√)

8. 梅毒病例报告由首诊医生负责报告,是指由第一次对患者做出诊断的医生报告。(√)

9. 梅毒病例报告由首诊医生负责报告,是指由接诊医生做出诊断后报告。(×)

10. 复诊的梅毒病例需要报告。(×)

11. 复发的梅毒病例需要报告。(√)

12. 当医生填写梅毒病例《传染病报告卡》时不慎出现差错,不能对报告卡进行修改。(×)

13. 当医生填写梅毒病例《传染病报告卡》出现差错时,报告卡可以修改,但修改后,医生应在修改处附近签名,以示负责。(√)

14. 实验室检测阳性的梅毒病例就应该报告,如不报告,则判为漏报。(×)

15. 当医生填写梅毒病例《传染病报告卡》出现差错时,应由预防保健人员修改。(×)

16. 医疗机构预防保健人员(疫情管理人员)在核查梅毒病例《传染病报告卡》时发现病例分类缺项,由预防保健人员直接补上。(×)

17. 医疗机构预防保健人员(疫情管理人员)在核查梅毒病例《传染病报告卡》时发现病例分类缺项,预防保健人员应及时通知填卡医生,由医生补上。(√)

18. 医疗机构医生有义务接受本单位预防保健人员(疫情管理人员)对梅毒病例《传染病报告卡》填写质量的检查。(√)

19. 门诊医生诊断梅毒病例后,在门诊日志上填写梅毒诊断时,不应填写梅毒分期。(×)

20. 门诊医生诊断梅毒病例后,在门诊日志上填写梅毒诊断时,应填写梅毒分期。(√)

21. 住院部医生诊断梅毒病例后,在住院病历上填写梅毒诊断时,应填写梅毒分期。(√)

22. 报告梅毒病例时分为早期梅毒和晚期梅毒。(×)

23. 梅毒病例诊断后,应在 24 小时内报告。（√）

24. 梅毒病例诊断后,应在 3 个工作日报告。（×）

25. 梅毒病例检测阳性后,应在 24 小时内报告。（×）

26. 不具备梅毒诊断能力的医生,在遇到疑似梅毒病例时应转诊或请专业医生会诊。（√）

27. 对于梅毒转诊病例,应由原转诊医生报告。（×）

28. 对于梅毒转诊病例,应由接转诊的医生在明确诊断且符合病例报告要求时进行报告。（√）

29. 对于梅毒会诊病例,应由会诊医生报告。（×）

30. 对于梅毒会诊病例,原接诊医生和会诊医生均要报告。（×）

31. 对于梅毒转诊病例,原转诊医生和接转诊医生均报告。（×）

32. 根据国家卫生健康委颁布的诊断标准,梅毒诊断病例分类为确诊病例、临床诊断病例。（×）

33. 根据国家卫生健康委颁布的诊断标准,梅毒诊断病例分类为确诊病例、疑似病例。（√）

34. 根据国家卫生健康委颁布的诊断标准,梅毒诊断病例分类为临床诊断病例、疑似病例。（×）

35. 根据国家卫生健康委颁布的诊断标准,梅毒诊断病例分类为临床诊断病例、病原携带者。（×）

36. 根据国家卫生健康委颁布的诊断标准,梅毒诊断病例分类为确诊病例、病原携带者。（×）

37. 对于网络报告的梅毒疑似病例,应尽可能通过随访订正。（√）

38. 对于无法订正的网络直报的梅毒疑似病例,应在网络上删除。（×）

39. 只要两类梅毒血清抗体检测均阳性的病例就应进行梅毒报告。（×）

40. 某医院对入住院和手术患者、孕产妇进行梅毒筛查,对检测结果阳性者立即报告梅毒病例。（×）

41. 某医院检验人员发现某患者 TPPA 和 RPR 检测结果均为阳性,不巧接诊医生休假,这位检验人员为防止漏报,立即填报《传染病报告卡》报告梅毒病例。（×）

42. 某医院预防保健人员（疫情管理人员）每个工作日均要对本单位报告的梅毒病例报告卡进行质量检查,有一天发现一名心内科住院部医生报告了一例一期梅毒,预防保健人员怀疑该医生报告错误,及时联系了该心内科医生,询问该患者的生殖器部位是否有溃疡表现,医生说什么临床表现都没有,以前也没得过梅毒,只是开展"传染病四项"筛查时发现 TPPA 和 RPR 检测阳性,就报告为一期梅毒。因患者没有任何临床表现,预防保健人员建议医生

订正报告,并在网络上将病例订正为隐性梅毒。(√)

43. 某三甲医院皮肤科医生于 2012 年 9 月治疗了一例二期梅毒病例,2014 年 10 月该患者来医院随访复查,结果发现该患者 TPPA 和 RPR 仍为阳性,RPR 滴度为 1:4。该皮肤性病科医生咨询了预防保健人员是否要报告病例,预防保健人员说,该病例跨度为 2 年多,需要报告病例,医生将之报告为隐性梅毒。(×)

44. 非梅毒螺旋体血清学试验 RPR 滴度在 1:8 以下的首诊梅毒病例不需要报告。(×)

45. 某医院对一名住院患者开展梅毒血清学检测,结果 TPPA 和 RPR 均阳性,询问病史有非婚性行为史,既往无梅毒诊疗史,体格检查未发现任何梅毒临床表现。接诊医生认为该病例未进行梅毒脑脊液检测,不将病例诊断为隐性梅毒,也不开展病例报告。(×)

46. 某地社区戒毒药物维持治疗门诊,对一名吸毒者开展梅毒血清学检测,结果 TP-ELISA 和 TRUST 检测结果均阳性,工作人员未询问其病史,也未做体格检查,立即填写传染病报告卡,报告为隐性梅毒确诊病例。(×)

47. 某中心血站将所有梅毒血清学检测阳性的献血者报告为隐性梅毒。(×)

48. 医疗机构对住院患者、术前患者、孕产妇等查出的梅毒血清学检测阳性者,应请皮肤性病专科医生会诊,由会诊医生确定是否要进行病例报告。(√)

49. RPR 或 TRUST 滴度在 1:8 以上的梅毒病例才需要报告。(×)

50. 等级在二级以下的医疗机构不能报告梅毒病例。(×)

51. 等级在二级以上的医疗机构才能报告梅毒病例。(×)

52. 民营医疗机构不能报告梅毒病例。(×)

53. 民营医疗机构也有法律义务按传染病防治法要求报告梅毒病例。(√)

54. 无症状的新生儿梅毒,应诊断和报告为隐性梅毒。(×)

55. 70 岁以上的老年人群被诊断为梅毒不需要报告。(×)

56. 合并感染艾滋病的梅毒病例,仅报告艾滋病,不报告梅毒。(×)

57. 通过母亲传播的 2 岁以上儿童被诊断为梅毒,应报告为三期梅毒。(×)

58. 某人无梅毒临床表现,既往无梅毒诊疗史,试验结果为 RPR 阳性,TPPA 阴性,应报告为隐性梅毒。(×)

59. 血站对献血员筛查的梅毒血清学试验阳性者不报告病例,应进行转诊。(√)

60. 某患者 2 年前诊断并报告为二期梅毒,经规范治疗,随访复查时,RPR 阳性滴度 1:2,TPPA 阳性,因时间跨度为 2 年,医生将之报告为隐性梅毒。(×)

二、淋病试题

【单选题】请将您认为正确的选项填写在相应的括号里。

1.根据我国淋病诊断标准,该病病例分类为(C)

A.确诊病例和临床诊断病例　　　　B.疑似病例和临床诊断病例

C.确诊病例和疑似病例　　　　　　D.确诊病例和病原携带者

2.目前,我国男性淋病报告发病率远高于女性,其更可能的原因是(C)

A.男性对淋病感染的敏感性低于女性

B.男性多性伴的性行为多于女性

C.女性淋病检测要求培养,其实验室检测比例远少于男性,从而导致低报告

D.病原体耐药性提高,导致难以治疗

3.根据《性病防治管理办法》,我国重点监测和防治的性病是(D)

A.梅毒、淋病、性病性淋巴肉芽肿、尖锐湿疣、生殖器疱疹

B.梅毒、淋病、软下疳、尖锐湿疣、生殖器疱疹

C.梅毒、淋病、艾滋病、尖锐湿疣、生殖器疱疹

D.梅毒、淋病、生殖道沙眼衣原体感染、尖锐湿疣、生殖器疱疹

4.淋病病例报告的时限要求是(B)

A.12小时　　　　B.24小时　　　　C.48小时　　　　D.3日

5.根据国家规定,淋病病例报告实行以下哪一项制度(D)

A.阳性报告制度　　　　　　　　　B.接诊报告制度

C.诊断报告制度　　　　　　　　　D.首诊医生报告制度

6.当一个患者同时患有淋病和生殖道沙眼衣原体感染2种性病时,应如何填写《传染病报告卡》(B)

A.只填一张报告卡,病种只选淋病

B.淋病填一张报告卡,生殖道沙眼衣原体感染填另外一张报告卡

C.只填一张报告卡,病种只选生殖道沙眼衣原体感染

D.淋病填报告卡,生殖道沙眼衣原体感染不填报告卡

7.当医生填写淋病病例《传染病报告卡》时不慎出现差错,需要对报告卡进行修改,以下哪项是正确的(B)

A.报告卡可以任意修改

B.报告卡修改后,应有修改医生签名

C.由预防保健医生修改,修改时不需要询问填卡医生

D.报告卡不能修改

8.关于淋病病例《传染病报告卡》的填写,以下哪种做法是正确的(D)

A.由首诊医生使用签字笔或圆珠笔填写

B.报告卡填写应完整,不能有缺项

C.填写应正确,无逻辑错误,且病例分类要正确

D.以上均对

9.关于淋病转诊病例的报告要求,以下哪项是正确的(B)

A.由原转诊医生报告

B.由接转诊的医生在明确为首诊病例后报告

C.原转诊医生和接转诊医生均要报告

D.均不报告

10.关于淋病会诊病例的报告要求,以下哪项是正确的(A)

A.会诊时明确为首诊病例后,由原接诊医生报告

B.会诊时明确为首诊病例后,由会诊医生报告

C.原接诊医生和会诊医生均要报告

D.均不报告

11.女性淋病的危害和疾病负担易被忽视,这是由于(B)

A.没有危害

B.女性淋球菌感染症状轻微或多数无症状

C.潜伏期很长

D.只在感染局部引起危害

12.淋病对女性的危害主要是(D)

A.没有危害

B.近期危害

C.只在感染局部引起危害

D.引起远期不良后果,如盆腔炎、异位妊娠、不孕等

13.在我国,男性淋病患者主要到医疗机构泌尿科或男科就诊,女性淋病患者主要到妇科就诊,为了确保淋病报告,拟采取的措施是(D)

A.加强泌尿科或男科医生、妇科医生淋病诊断标准与病例报告要求培训

B.提高泌尿科或男科医生、妇科医生淋球菌实验室检测意识和淋病病例报告意识

C.加强对泌尿科或男科、妇科淋病疫情报告的督导及漏报调查

D.以上均对

14.以下哪项是淋病的传播途径(B)

A.性接触传播、血液传播

B.性接触传播、母婴传播(经产道传播)

C. 日常生活接触传播

D. 通过马桶传播

15. 具有更大流行病学意义的淋病传染源为（D）

A. 有尿道分泌物症状的患者

B. 盆腔炎患者

C. 不孕症患者

D. 女性无症状感染者

【是非题】判别下列题目是否正确，正确的打√，错误的打 ×。

1. 淋病是《中华人民共和国传染病防治法》中规定的乙类传染病，也是《性病防治管理办法》中规定的5种重点监测和防治的性病之一。（√）

2. 淋病通过马桶传播。（×）

3. 由于女性淋球菌涂片染色镜检的敏感性很低（50% 以下），为了防止女性淋病的漏检和低报告，推荐对女性开展淋球菌培养。（√）

4. 淋病治愈后可以再次感染，且要再次进行病例报告。（√）

5. 经过母婴传播的婴儿眼部淋病也要进行病例报告。（√）

6. 淋病对女性的主要危害是远期不良后果，如盆腔炎、异位妊娠、不孕等。（√）

7. 根据国家诊断标准，淋病病例分为临床诊断病例和确诊病例。（×）

8. 淋病的传播途径包括性接触传播和母婴传播。（√）

9. 淋病病例报告时限为5天。（×）

10. 无症状淋病作为传染源具有重要的流行病学意义。（√）

11. 淋球菌感染引起的播散性淋病如淋球菌性脑膜炎、淋球菌性心内膜炎等病例也要报告。（√）

12. 感染淋病可以促进艾滋病病毒的传播。（√）

13. 淋病性接触传播的方式有阴道性交、肛交、口交。（√）

14. 女性淋病传播给男性的概率大于男性传播给女性的概率。（×）

15. 淋病可作为评估无保护性行为的重要敏感指标之一。（√）

三、生殖道沙眼衣原体感染试题

【单选题】请将您认为正确的选项填写在相应的括号里。

1. 根据《性病防治管理办法》，我国重点监测和防治的性病是（D）

A. 梅毒、淋病、性病性淋巴肉芽肿、尖锐湿疣、生殖器疱疹

B. 梅毒、淋病、软下疳、尖锐湿疣、生殖器疱疹

C.梅毒、淋病、艾滋病、尖锐湿疣、生殖器疱疹

D.梅毒、淋病、生殖道沙眼衣原体感染、尖锐湿疣、生殖器疱疹

2.目前,我国女性生殖道沙眼衣原体感染的报告发病率高于男性,其更可能的原因是(C)

A.男性对生殖道沙眼衣原体感染的敏感性低于女性

B.女性多性伴的性行为多于男性

C.女性就诊者临床筛查多于男性

D.病原体耐药性提高,导致难以治疗

3.根据我国生殖道沙眼衣原体感染报告要求,该病病例分类为(D)

A.确诊病例和临床诊断病例　　　　　B.疑似病例和临床诊断病例

C.疑似病例和确诊病例　　　　　　　D.确诊病例

4.生殖道沙眼衣原体感染病例报告的时限要求是(B)

A. 12 小时　　　　　B. 24 小时　　　　　C. 48 小时　　　　　D. 3 日

5.根据国家规定,生殖道沙眼衣原体感染病例报告实行以下哪一项制度(D)

A.阳性报告制度　　　　　　　　　　B.接诊报告制度

C.诊断报告制度　　　　　　　　　　D.首诊医生报告制度

6.当一个患者同时患有淋病和生殖道沙眼衣原体感染两种性病时,应如何填写《传染病报告卡》(B)

A.只填一张报告卡,病种只选淋病

B.淋病填一张报告卡,生殖道沙眼衣原体感染填另外一张报告卡

C.只填一张报告卡,病种只选生殖道沙眼衣原体感染

D.淋病填报告卡,生殖道沙眼衣原体感染不填报告卡

7.当医生填写生殖道沙眼衣原体感染病例《传染病报告卡》时不慎出现差错,需要对报告卡进行修改,以下哪项是正确的(B)

A.报告卡可以任意修改

B.报告卡修改后,应修改医生签名

C.由预防保健医生修改,修改时不需要询问填卡医生

D.报告卡不能修改

8.关于生殖道沙眼衣原体感染病例《传染病报告卡》的填写,以下哪项做法是正确的(D)

A.由首诊医生使用签字笔或圆珠笔填写

B.报告卡填写应完整,不能有缺项

C.填写应正确,无逻辑错误,且病例分类要正确

D.以上均对

9. 关于生殖道沙眼衣原体感染转诊病例的报告要求,以下哪项是正确的(B)

A. 由原转诊医生报告

B. 由接转诊的医生在明确为首诊病例后报告

C. 原转诊医生和接转诊医生均要报告

D. 均不报告

10. 关于生殖道沙眼衣原体感染会诊病例的报告要求,以下哪项是正确的(A)

A. 会诊时明确为首诊病例后,由原接诊医生报告

B. 会诊时明确为首诊病例后,由会诊医生报告

C. 原接诊医生和会诊医生均要报告

D. 均不报告

11. 生殖道沙眼衣原体感染的危害和疾病负担易被忽视,这是由于(B)

A. 没有危害

B. 生殖道沙眼衣原体感染症状轻微,或多数无症状

C. 潜伏期很长

D. 只在感染局部引起危害

12. 生殖道沙眼衣原体感染对女性的危害主要是(D)

A. 没有危害

B. 近期危害

C. 只在感染局部引起危害

D. 引起远期不良后果,如盆腔炎、异位妊娠、不孕等

13. 西方多个发达国家对青少年开展系统性生殖道沙眼衣原体感染筛查,其主要目的是(C)

A. 预防尿道炎

B. 预防阴道炎

C. 预防远期不良后果,如盆腔炎、异位妊娠、不孕等

D. 预防艾滋病

14. 生殖道沙眼衣原体感染的传播途径是(B)

A. 性接触传播、血液传播

B. 性接触传播、母婴传播(经产道传播)

C. 日常生活接触传播

D. 通过马桶传播

15. 具有更大流行病学意义的生殖道沙眼衣原体感染的传染源为(D)

A. 有尿道分泌物症状的患者　　　　　B. 盆腔炎患者

C. 不孕症患者　　　　　　　　　　　D. 无症状感染者

【是非题】判别下列题目是否正确，正确的打√，错误的打×。

1. 生殖道沙眼衣原体感染是《性病防治管理办法》中规定的 5 种重点监测和防治的性病之一。(√)

2. 生殖道沙眼衣原体感染通过共用马桶传播。(×)

3. 填写生殖道沙眼衣原体感染病例《传染病报告卡》(纸质版)时，应在《传染病报告卡》中"其他法定管理以及重点监测传染病"栏目中填写本病。(√)

4. 生殖道沙眼衣原体感染治愈后可以再次感染，且要再次进行病例报告。(√)

5. 经过母婴传播的婴儿眼部沙眼衣原体感染也要进行病例报告。(√)

6. 生殖道沙眼衣原体感染对女性的主要危害是远期不良后果，如盆腔炎、异位妊娠、不孕等。(√)

7. 根据国家诊断标准，生殖道沙眼衣原体感染病例分为临床诊断病例和确诊病例。(×)

8. 生殖道沙眼衣原体感染的传播途径包括性接触传播和母婴传播。(√)

9. 生殖道沙眼衣原体感染病例报告时限为 3 日。(×)

10. 无症状生殖道沙眼衣原体感染作为传染源具有重要的流行病学意义。(√)

11. 系统性地开展生殖道沙眼衣原体感染筛查是预防盆腔炎、异位妊娠、不孕的重要措施。(√)

12. 由于快速抗原检测方法灵敏度和特异度低，推荐使用核酸方法开展生殖道沙眼衣原体感染筛查。(√)

13. 生殖道沙眼衣原体感染性接触传播的方式有阴道性交、肛交、口交。(√)

14. 女性生殖道沙眼衣原体感染传播给男性的概率大于男性传播给女性的概率。(×)

15. 生殖道沙眼衣原体感染可作为评估无保护性行为的重要敏感指标之一。(√)